너에게
달콤한 휴식이
되어줄게

너에게
달콤한 휴식이
되어줄게

사랑스럽고 포근한 그림 에세이

지뇨 글·그림

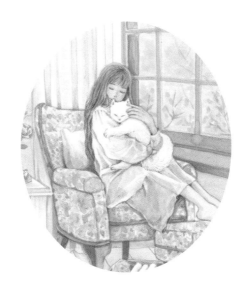

북카라반
CARAVAN

겨울 아침의 차가운 공기 냄새,

한여름 시원하게 쏟아지던 소나기,

손꼽아 기다리던 여행 전날 밤처럼

그립고 설레는 순간들을 떠올리며

한 장 한 장 종이에 옮겨 담았습니다.

일상에 지친 어느 날 아무 페이지나 펼쳐 보아도

따듯한 위로가 되길 바라며

오늘도 고양이가 졸고 있는 작업실에서 그림을 그립니다.

-지나Jina

차
례

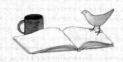

1 혼자서도 즐거운 소소한 일상

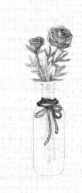

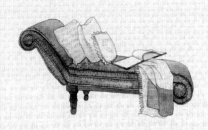

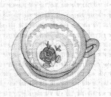

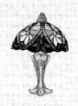

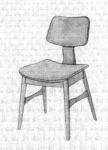

1

/

혼자서도 즐거운 소소한 일상

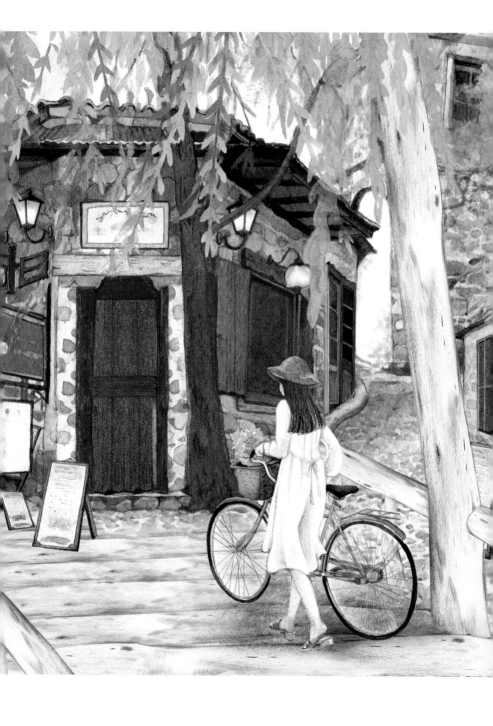

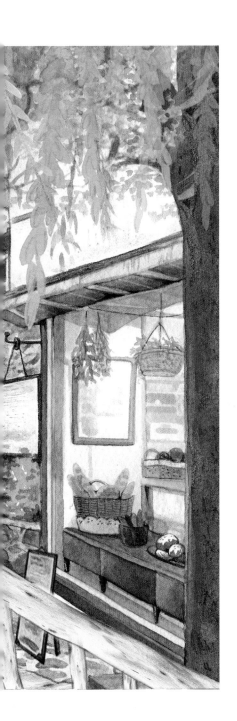

저물어가는
거리에서

하나둘 전등이 켜지기 시작한
거리를 지나
프리지어 꽃으로 장식할
저녁 식탁을 기대하며
집으로 향하는 길.

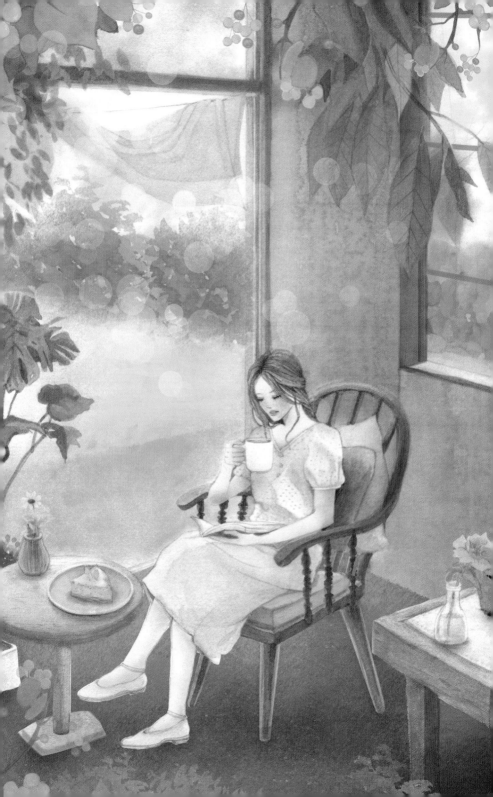

느리게 흐르는 시간

조용하고, 밝고, 아늑한
구석 자리에 앉아

꼭 읽고 싶던 책을 읽으며
느끼는 여유.

들판
한가운데에서

하는 일이 싫증 날 때는,
들판 한가운데에 앉아
바람을 느끼고 있다고 상상해본다.

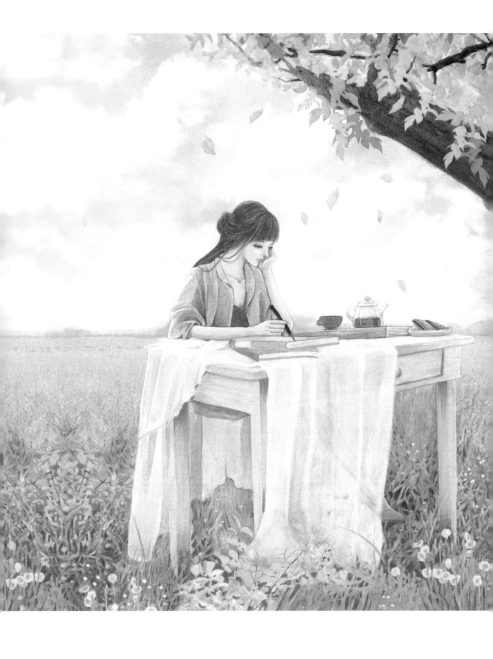

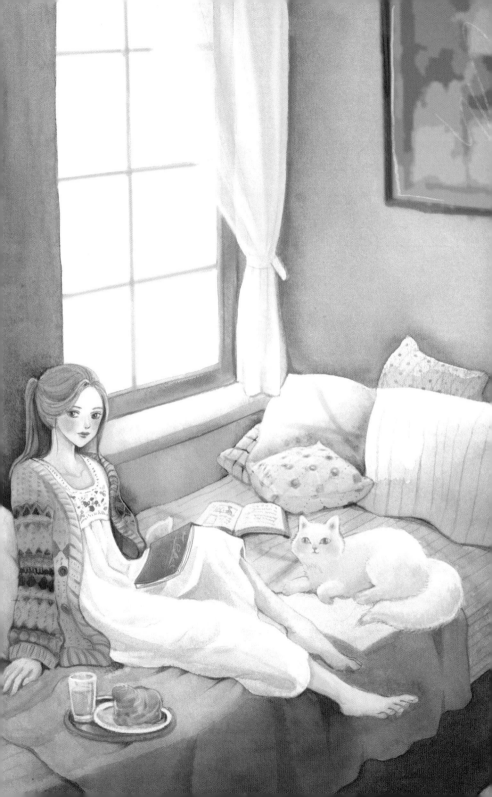

볕 드는
창 _____

찬바람이 횡횡 부는데,
하늘은 구름 하나 없이 맑은 겨울 낮.
따뜻한 집에서 느긋하게 보내야지.

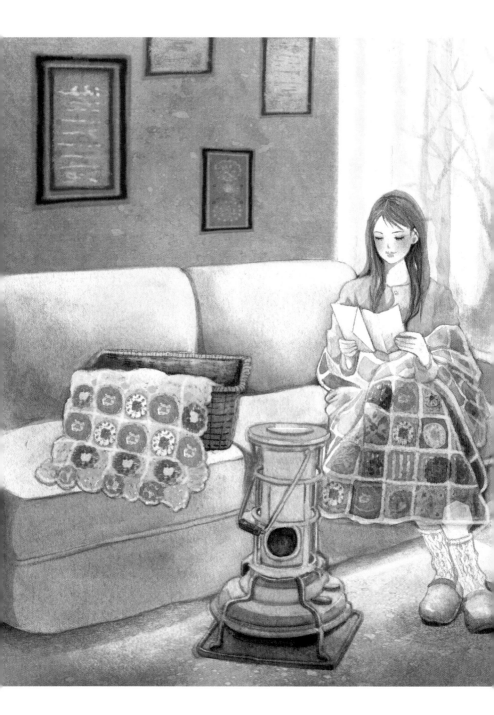

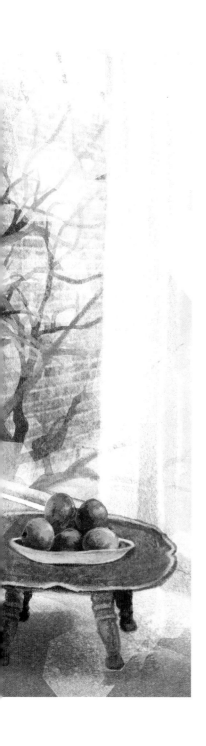

편지

"안녕, 오랜만이야."
그리운 친구에게서 온
생각지도 못한 손 편지.
꾹꾹 눌러쓴 작은 글씨에
보고픈 마음이 느껴진다.

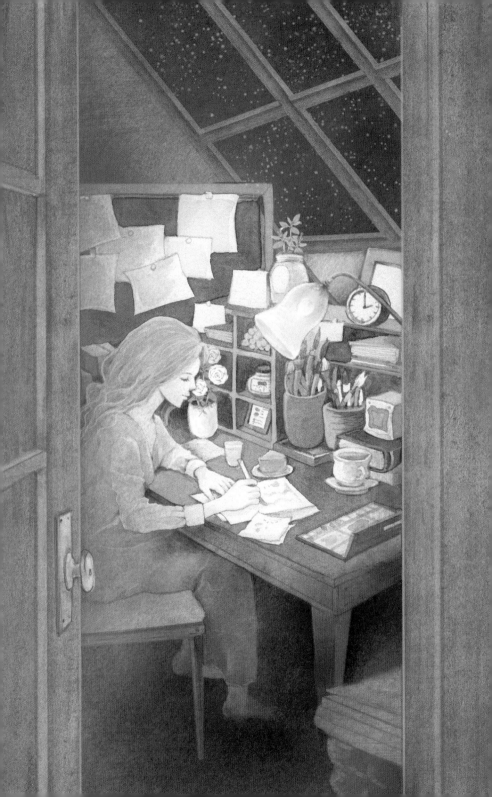

새벽
03:00

사방이 고요하게 가라앉은 시간.
동그란 불빛이 어둠을 살짝 밀어내 만들어준
아늑하고 조용한 공간.

겨울에
더
즐거워

포근한 이불에 감싸여
차갑고 달콤한 아이스크림을 먹는 것.

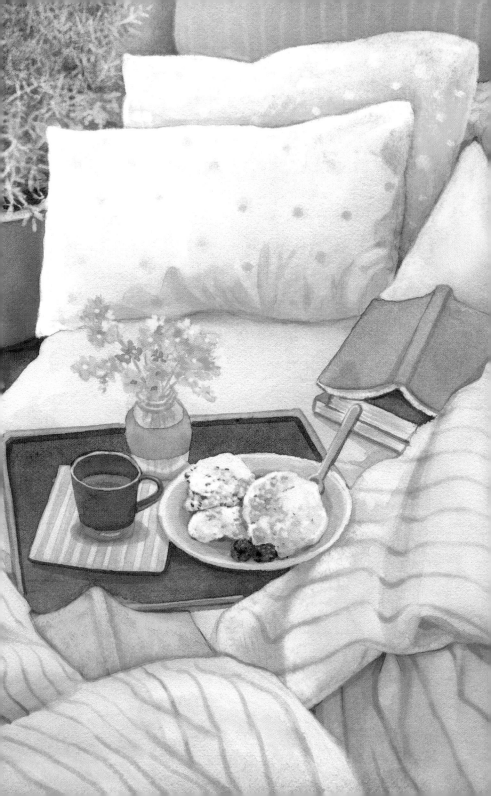

스위치
_____ off

모든 일정이 끝난 시간.

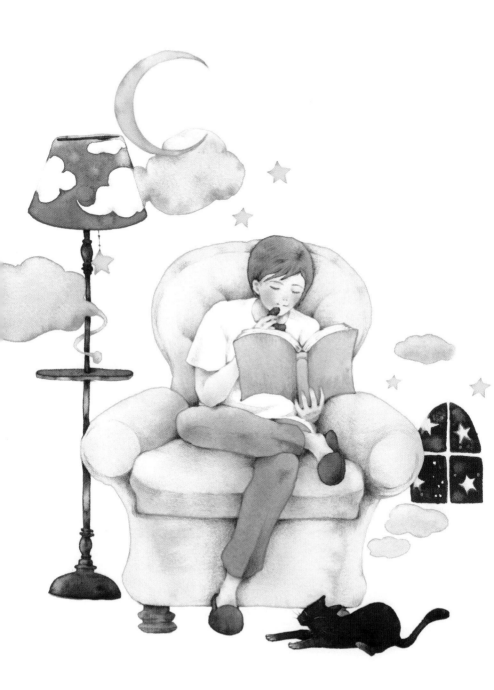

나도 모르게

무언가에 푹 빠져
시간 가는 줄 모를 때가 있다.

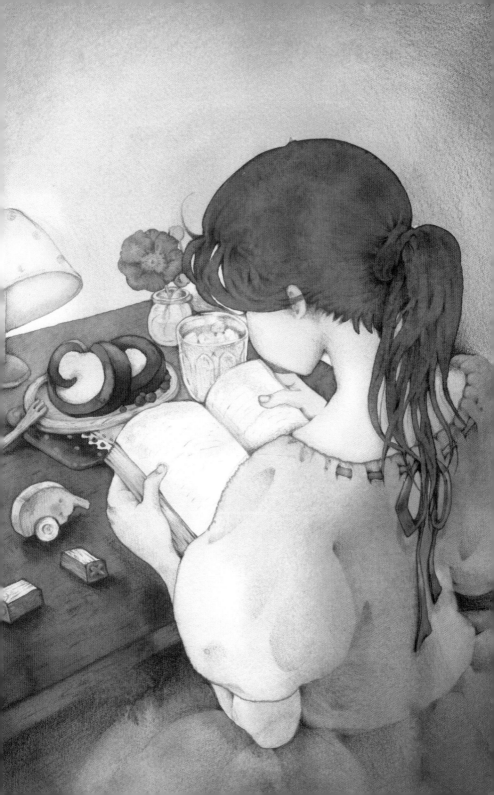

나만의

시간

일상에 쫓겨 누리지 못했던
나만을 위한 시간.

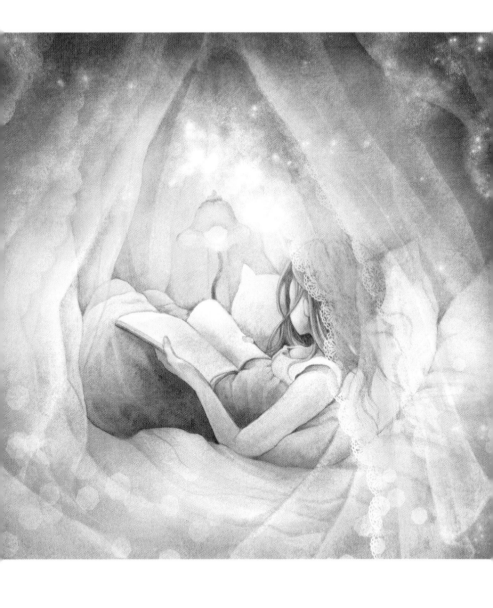

가을이 　　오는 　　창가

아침저녁으로 선선한 바람이 불어와
여름내 들떠 있던 공기를 차분히 달래준다.
온화하고 사려 깊은 계절.

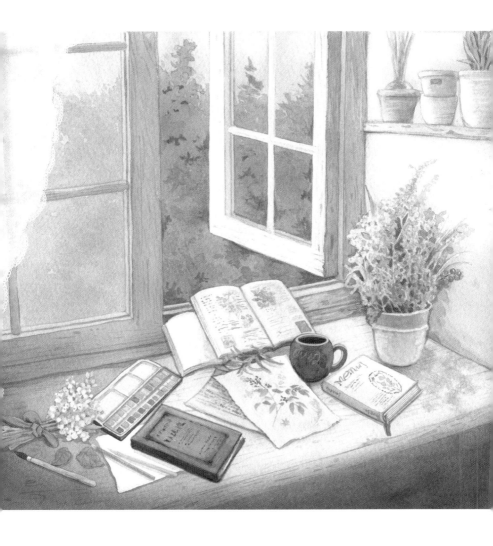

소소한

휴일

바람이 스치는 나뭇잎이
사락사락 연주하는 잔잔한 휴일.
밀린 집안일을 하는 내 옆에서
쌔근쌔근 잠에 빠진 사랑스러운 녀석들.

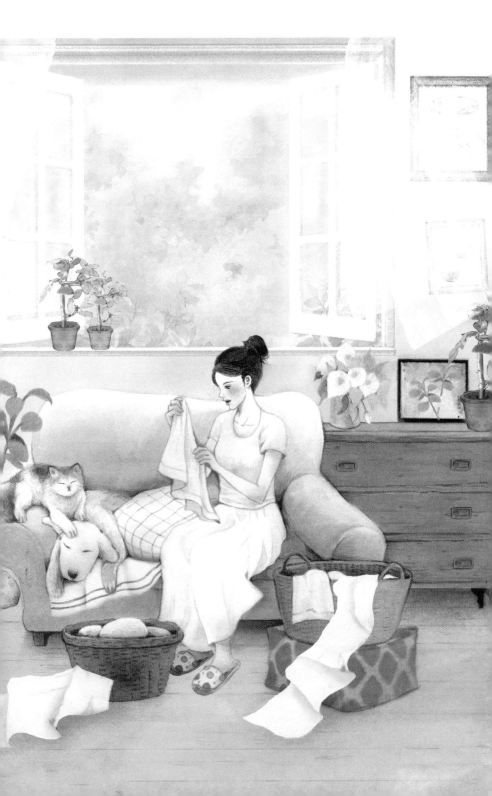

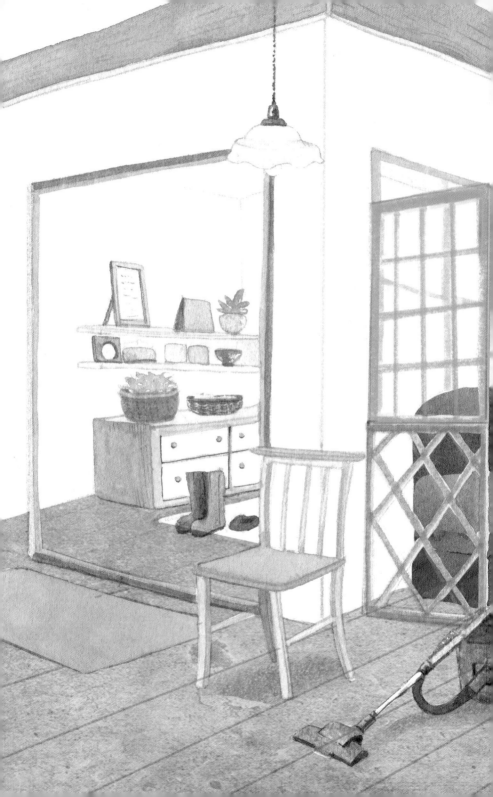

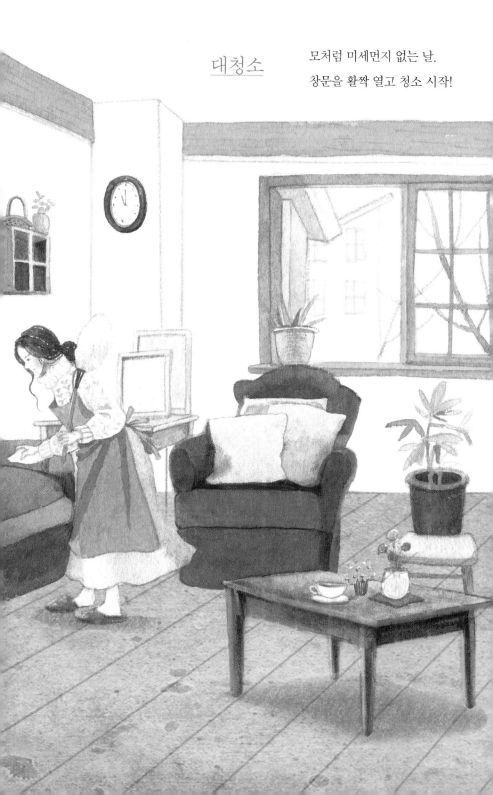

대청소

모처럼 미세먼지 없는 날.
창문을 활짝 열고 청소 시작!

꿈꾸는 주방

달콤한 딸기 잼과 부드러운 우유의 향기가 솔솔.
어떤 마법 같은 디저트가 완성될까?

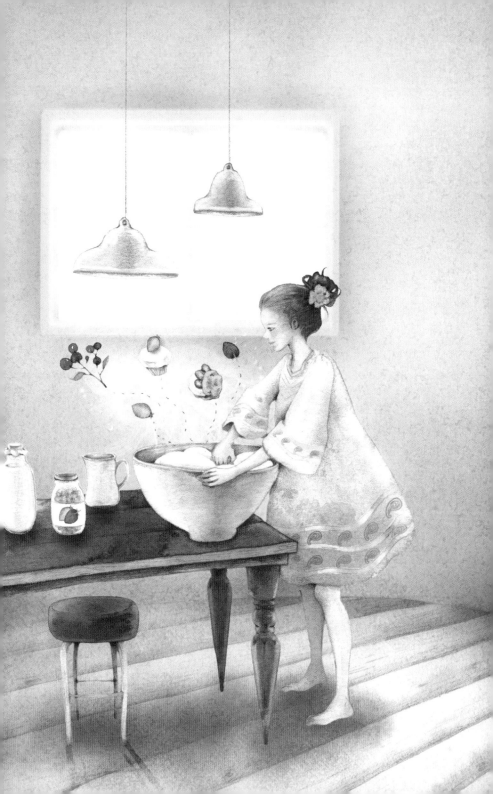

골목에
숨어 있는
카페

무심코 눈길이 머무는 곳.
계절의 옷을 갈아입은 잎사귀들이
가을바람에 소곤소곤 이야기하는 곳에서
잠시 쉬어 가볼까.

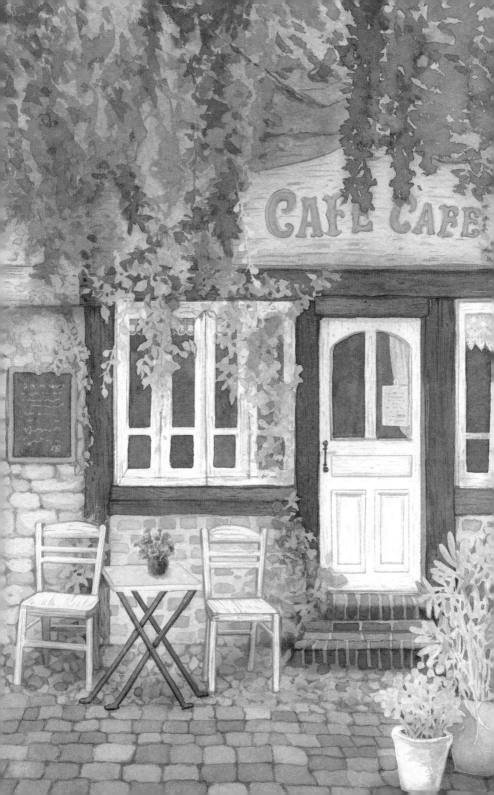

빨간 우체통이
있는
　　　카페

파란 하늘이 기분 좋은 어느 날,
정원이 예쁜 카페에 앉아
지친 다리와 마음을 쉬게 하자.

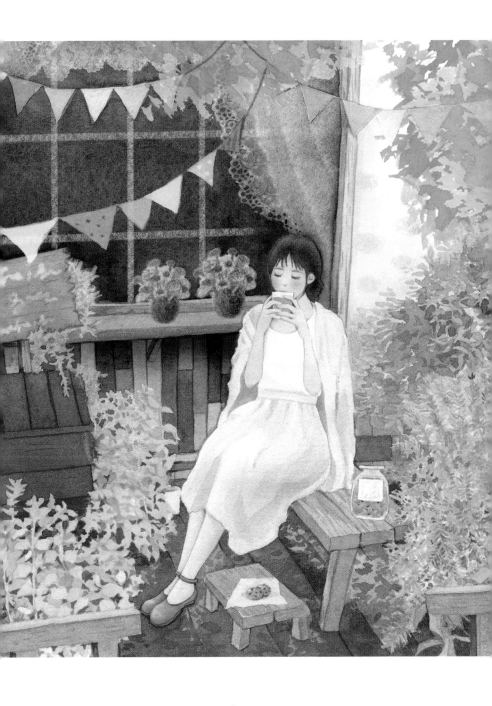

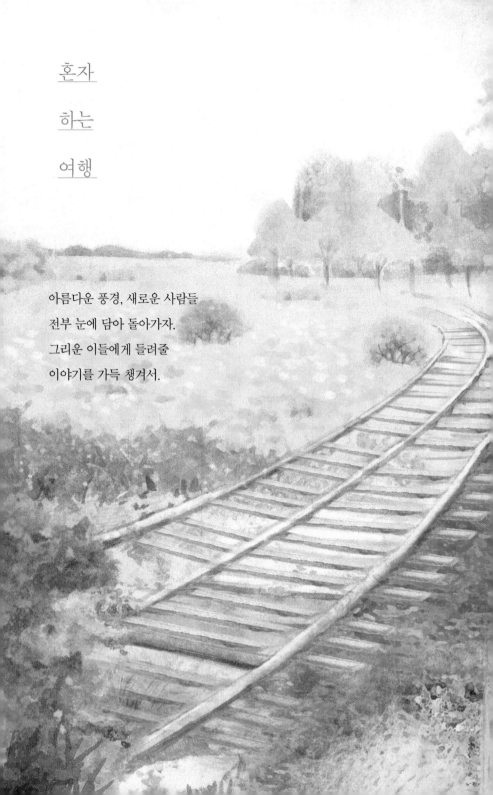

혼자

하는

여행

아름다운 풍경, 새로운 사람들
전부 눈에 담아 돌아가자.
그리운 이들에게 들려줄
이야기를 가득 챙겨서.

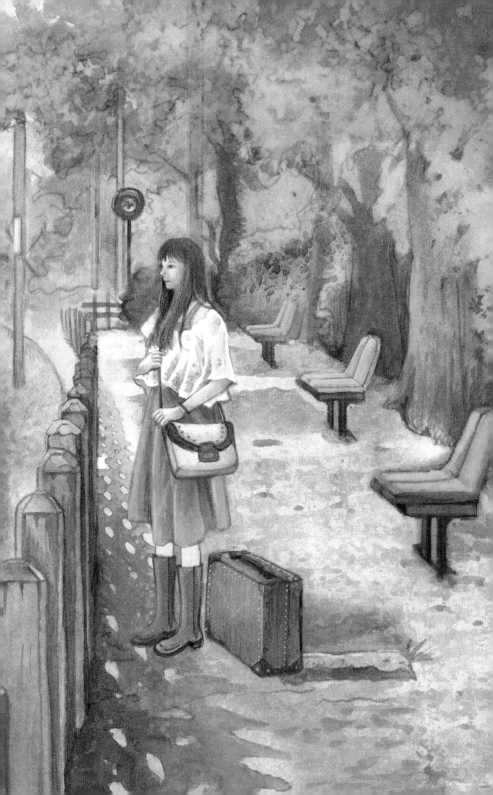

앞마당의 손님

어디에서 온 걸까?
햇살을 머금고 온 고양이.

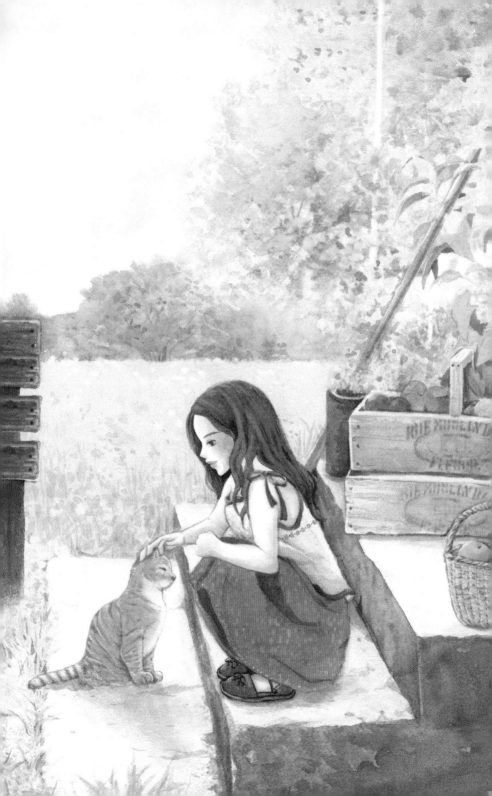

고양이와
함께하는
휴식

햇빛 냄새가 나는 푹신하고 따뜻한 고양이,
가만히 안고 있으면
몽글몽글한 기분이 들어.

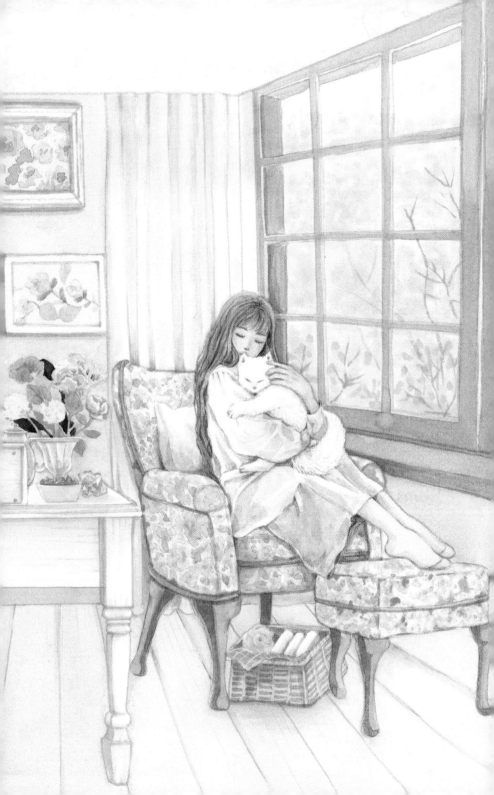

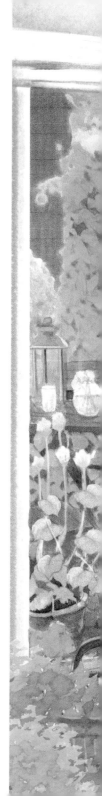

실내 정원

시원한 물을 머금고 반짝이는 잎사귀들,
싱그러운 녹색 향기,
그 틈 사이로 내리쬐는 아침 햇빛.

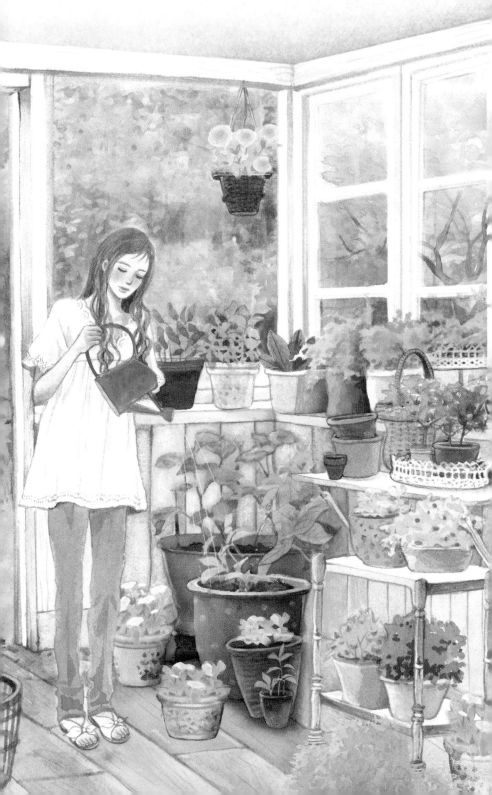

마지막 _____ 여름

뜨겁고 화려했던 여름의 끝자락.

이제 다음 계절에 자리를 내어준다.

안녕, 내년에 만나요.

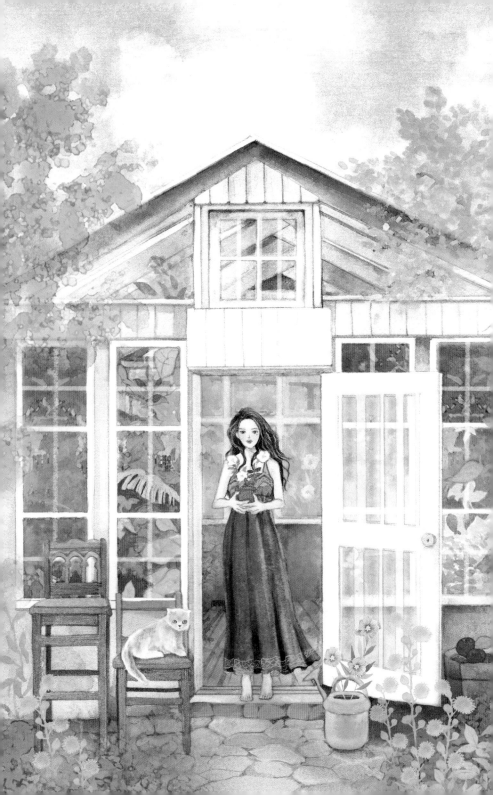

2

/

친구와 함께하는 주말

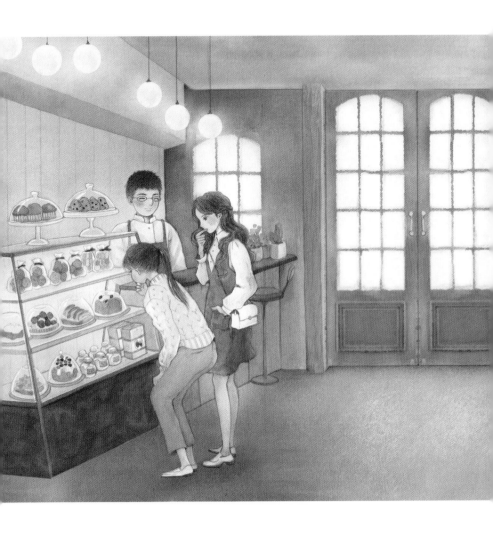

행복한
고민

딱 하나만!

한 입, 한 입 음미하면서

정말 맛있게 먹고 싶으니까.

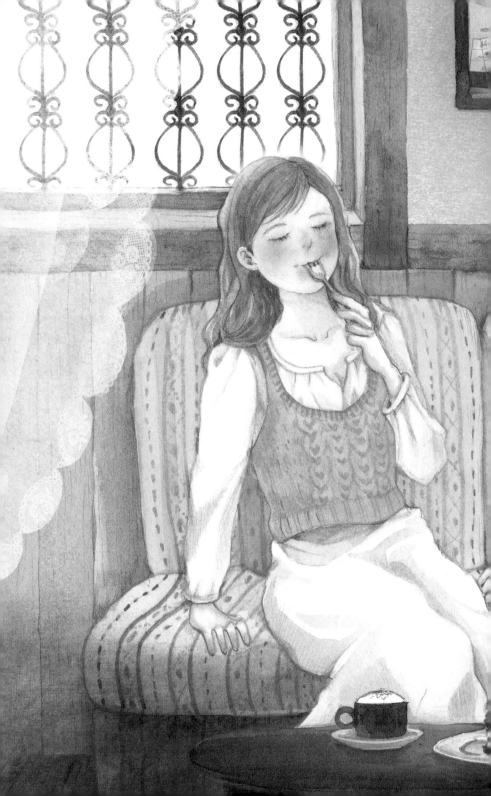

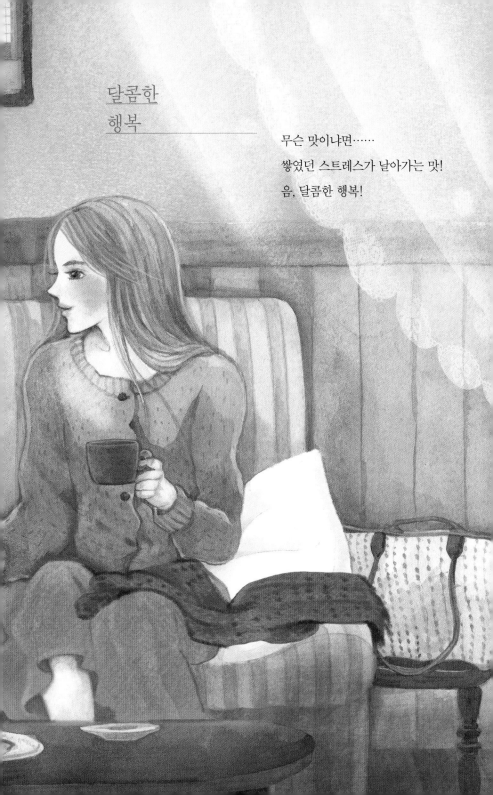

달콤한
행복

무슨 맛이냐면……
쌓였던 스트레스가 날아가는 맛!
음, 달콤한 행복!

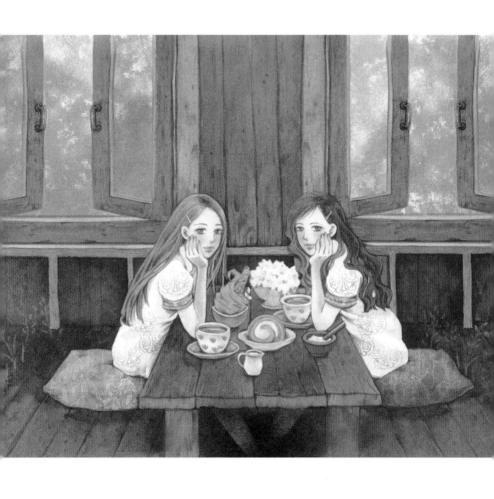

여행지의 찻집

피곤한 다리를 쉬어가려 들린 곳.
삐걱거리던 나무 바닥 소리마저 멋스럽던
오래된 찻집.

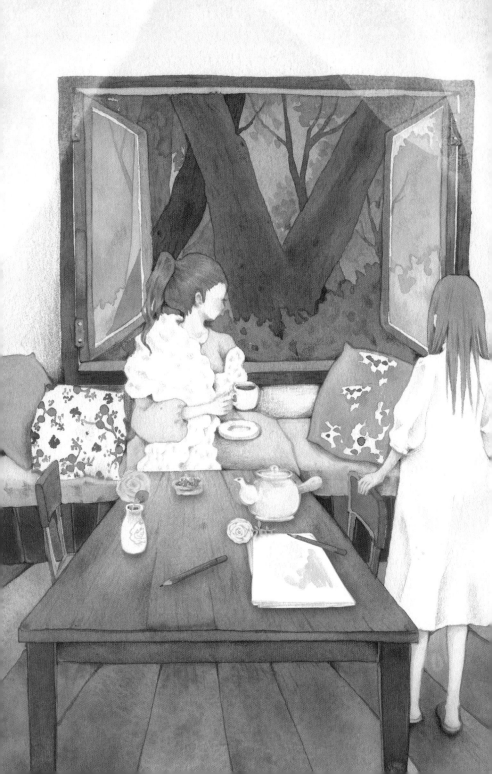

창가로
불어오는
바람

가만히 귀를 기울이면 들리는 이야기.
숲에서 불어오는 녹색 바람에
실려 오는 나무들의 이야기.

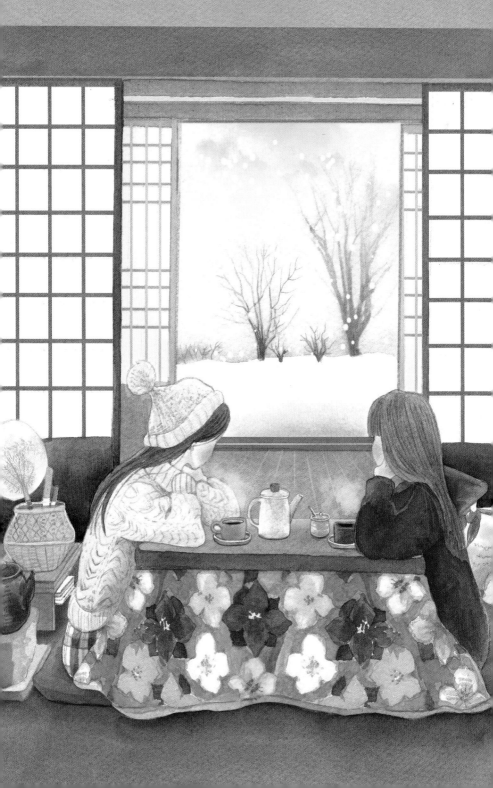

겨울 숲을
바라보며

커피가 모락모락 김을 풍기고
고타쓰 안은 따끈따끈.
추운 겨울이 더 아름답게 느껴지던 곳.

낯잠

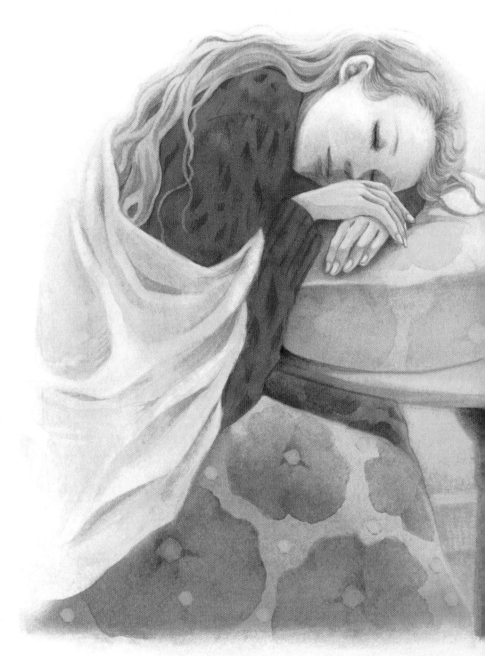

아주 잠깐만 눈을 붙이자.
눈을 떠보면 무거웠던 몸과 마음도
리셋되어 있을 거야.

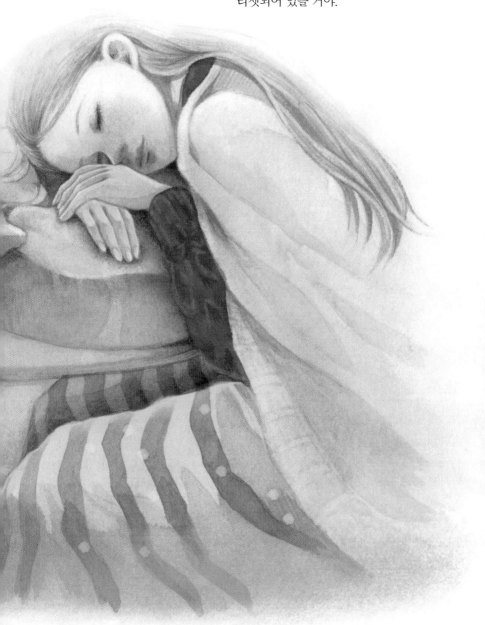

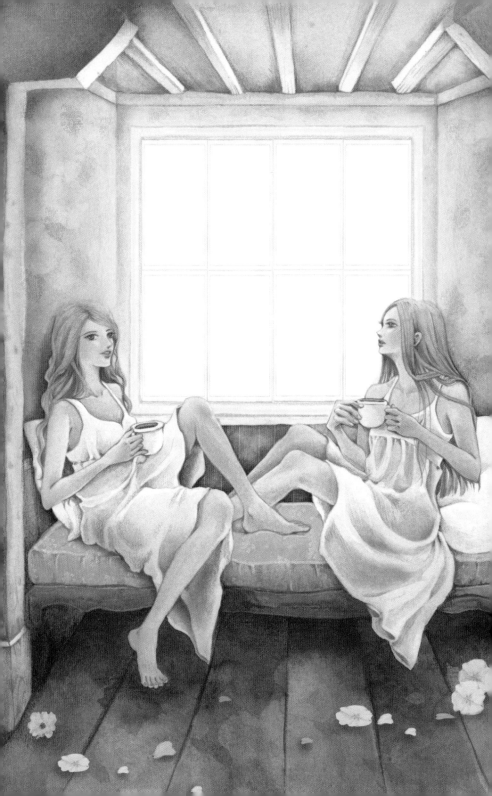

아무것도 안 하는 날

오늘은 아무것도 안 하는 날.
잠옷도 갈아입지 말고
내키는 대로 있어야지.

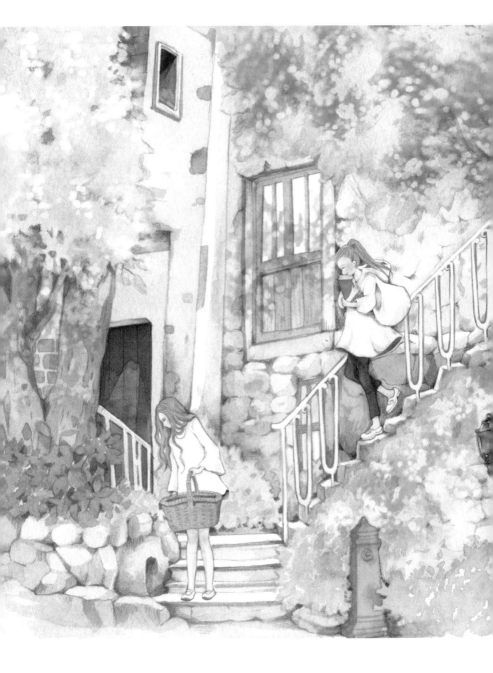

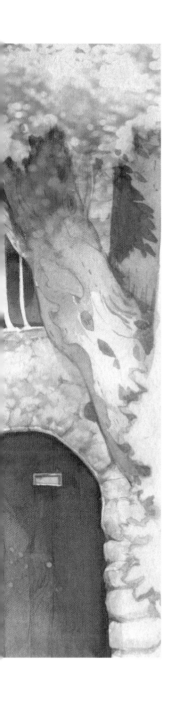

외
출

간밤에 내린 비에 씻겨
온 세상이 맑게 갠 아침.
비 내음이 남아 있는 거리가
환하게 인사한다.

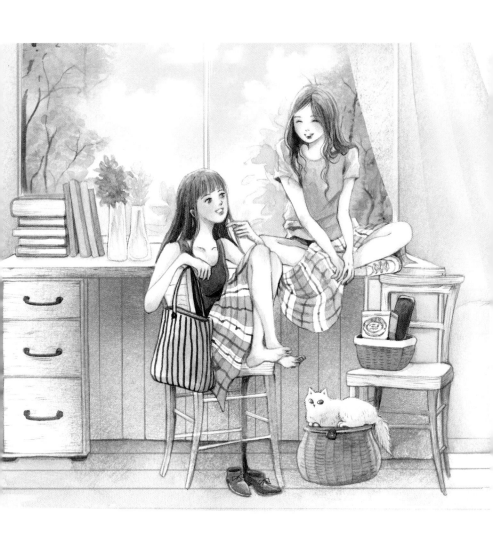

어서 와
　　　가을

맨살에 닿는 공기가
서늘해진 어느 아침.

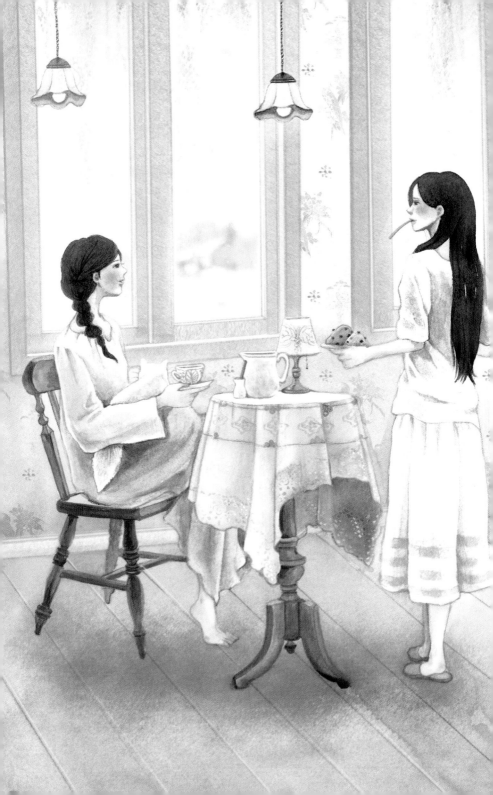

겨울의 실내

향긋한 차 한 잔에
코를 훌쩍이며 도란도란.
밝고 따스한 주말.

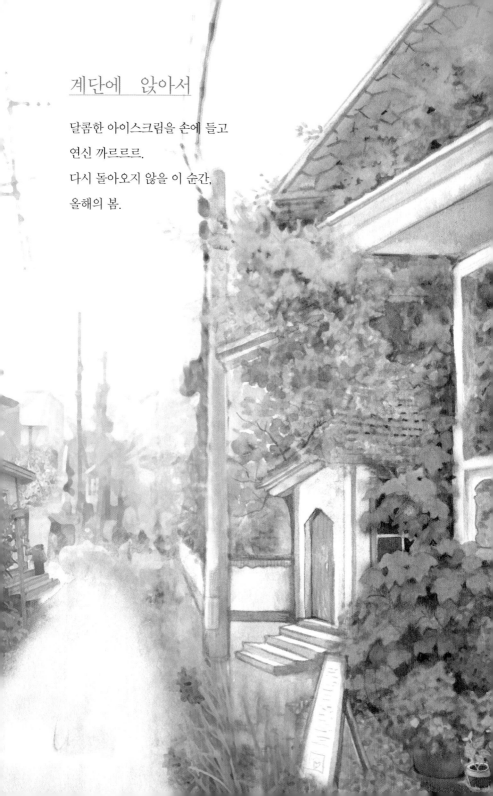

계단에 앉아서

달콤한 아이스크림을 손에 들고
연신 까르르르.
다시 돌아오지 않을 이 순간,
올해의 봄.

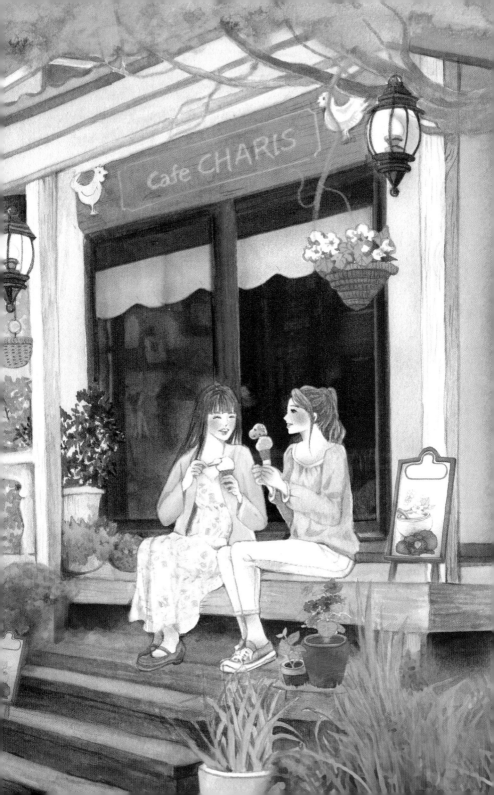

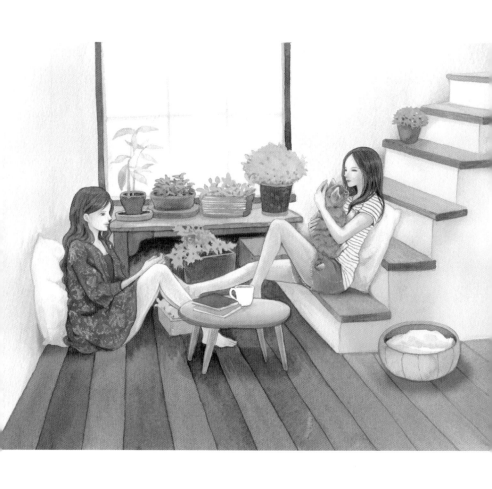

계단

창가

나무 계단이 있던 친구네 집.
그 구석에 앉아 끝나지 않는 수다를 떨며
노닥노닥하던 방학이 그리워진다.

3

/

봄 여름 가을 겨울 다시 봄

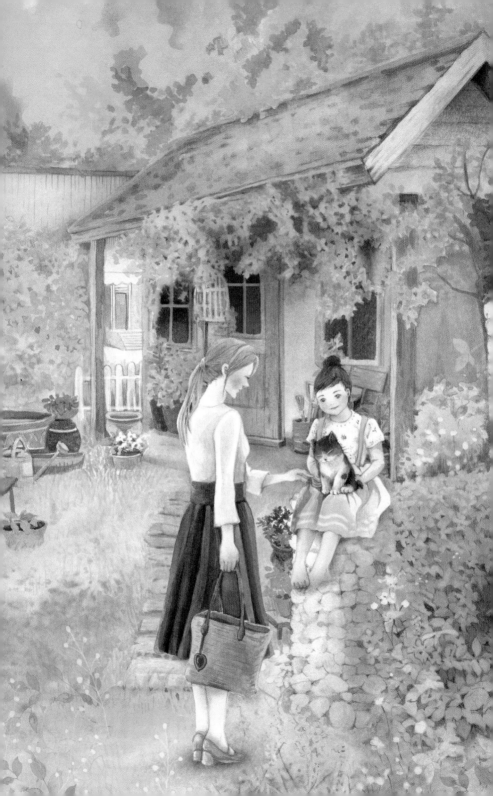

봄이
오는
담장
위

봄바람이 살며시 불어와
마음도 보드라워지는 어느 오후,
지나는 모든 것에 다정한 인사를 건넨다.

꽃비가
내리는 날

탐스러웠던 봄의 흔적들이
비가 되어 흩날린다.
잘 가, 내년에 또 만나자.

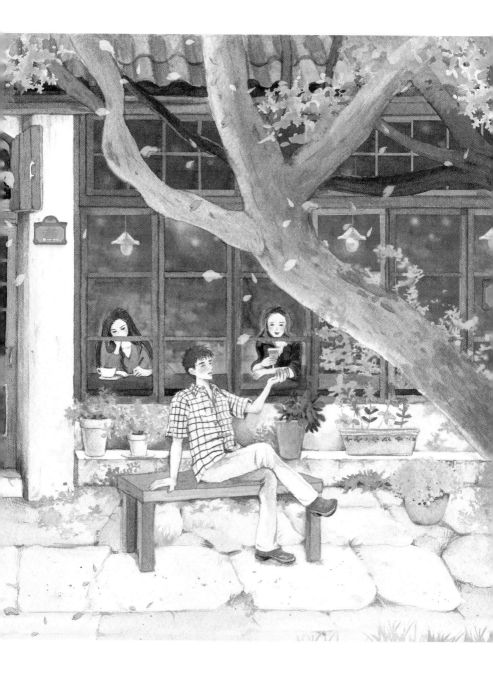

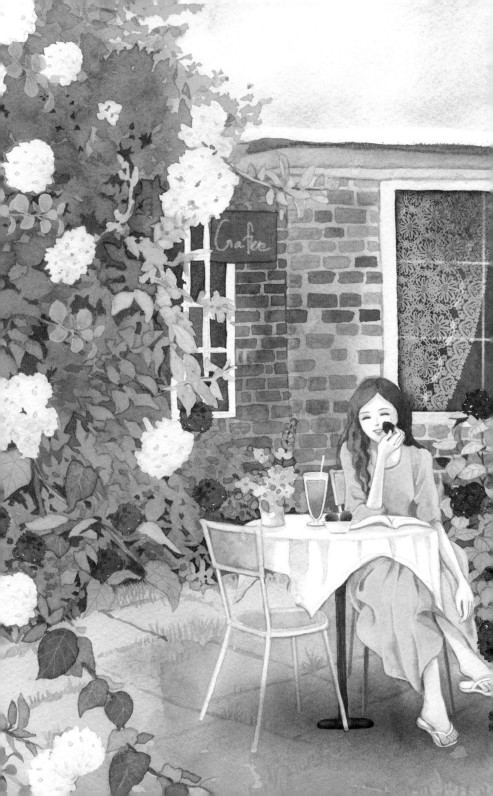

비밀의
정원

만개한 꽃들 사이에 앉아 있었더니
내게도 꽃향기가 나는 것 같아.

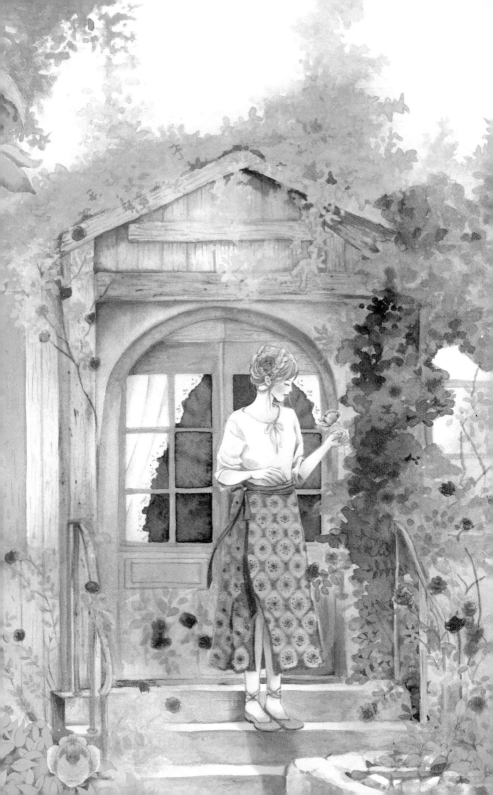

5
월
의

꽃

여왕이라는 별명이 어울리는
네 이름은 장미.

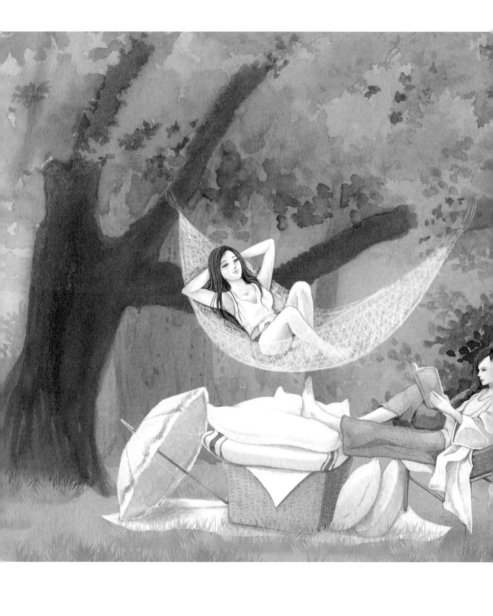

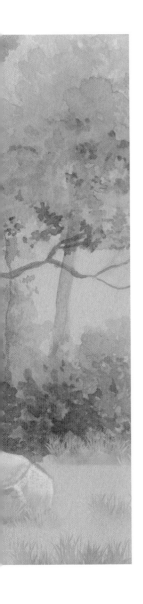

해먹에
누워서

내리쬐는 햇볕을 피해 숲속으로.
시원하고 여유로운 휴식.

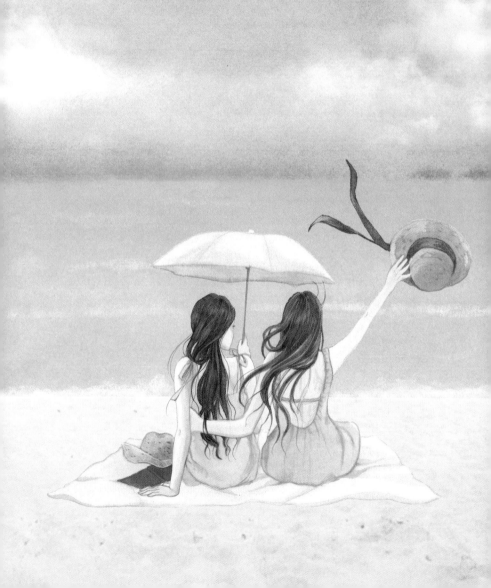

해　　　　　　　　변

바라보고 있는 것만으로도
마음에 푸른빛이 물드는 하늘과 바다.

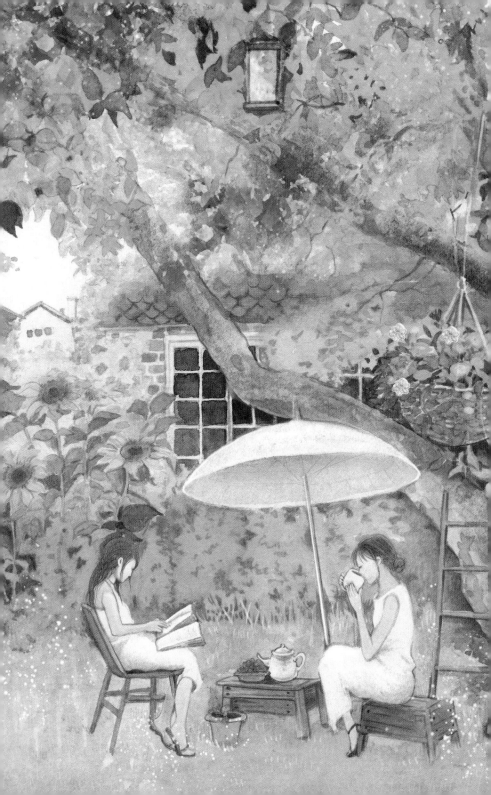

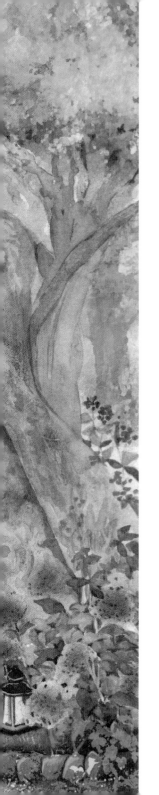

여름의
마지막
날

꽃과 나무 아래
아름다웠던 지난여름을 기억하며.

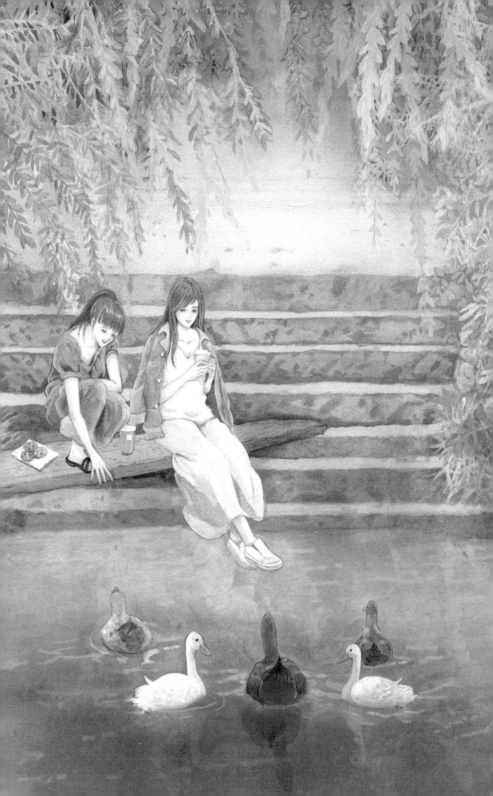

가을 연휴

하늘은 높고 파랗게,
바람은 살랑 시원하게,
공기마저 느긋하게 흐르던
행복했던 시간.

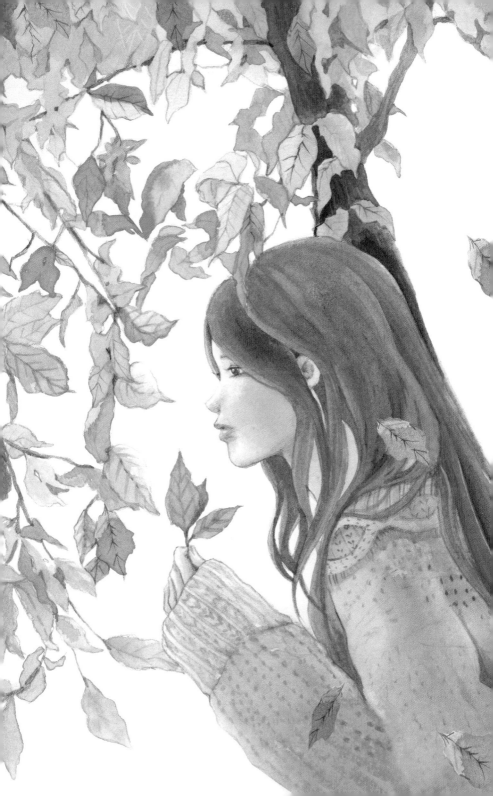

가을의
노래

사각사각
햇살에 부딪혀 빛나는 소리.
잎사귀 사이로 비쳐오는 가을.

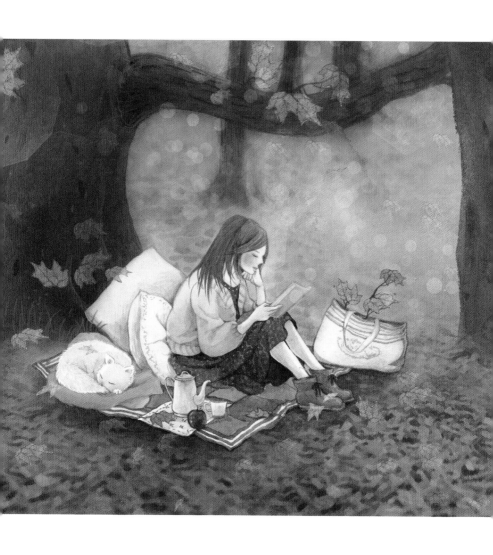

가 을
소 풍

가을이 지나가는 숲 한가운데 앉자
낙엽 이불을 덮은 땅이
바스락바스락 아는 척을 해준다.

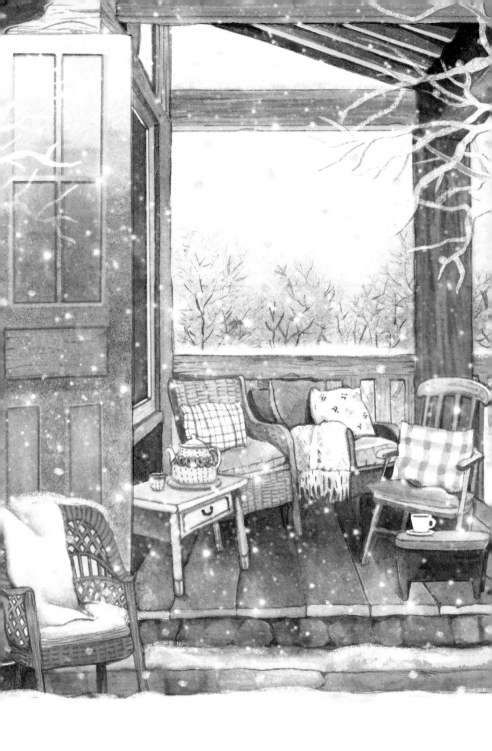

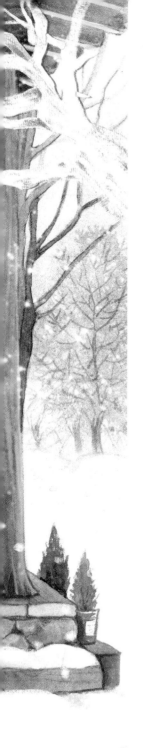

겨울맞이

밤사이 조용히 내려와 쌓인
하얀 솜이불.
반가워, 올해의 첫눈.

도란
도란

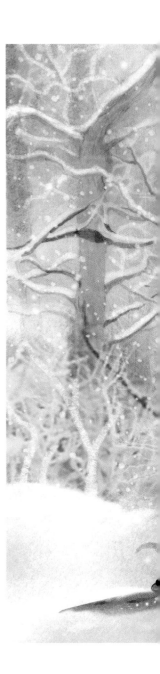

소복소복 쌓여가는 흰 눈 사이로
흩어지는 이야기.

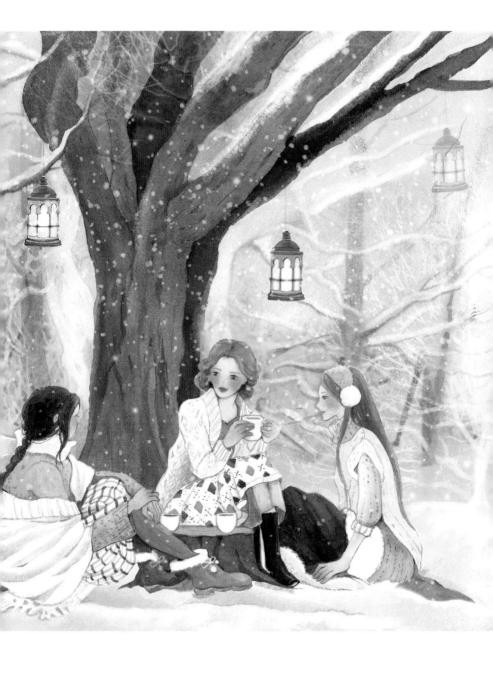

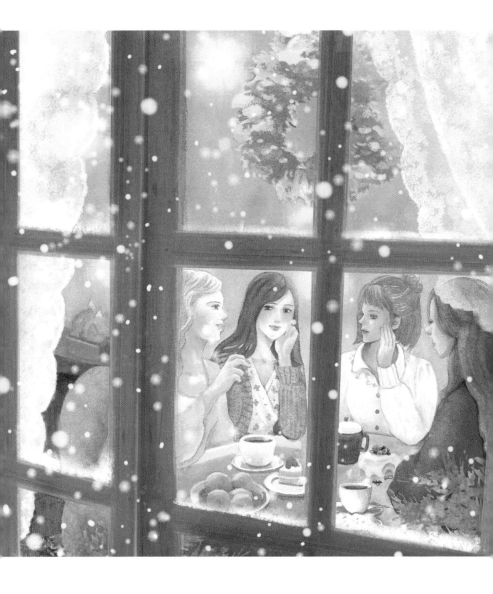

연말 풍경

그리웠던 친구들과 만나는 날.
이야기보따리를 풀고 있는데
언제부터인지 창밖에 눈이
사락사락 내리고 있다.

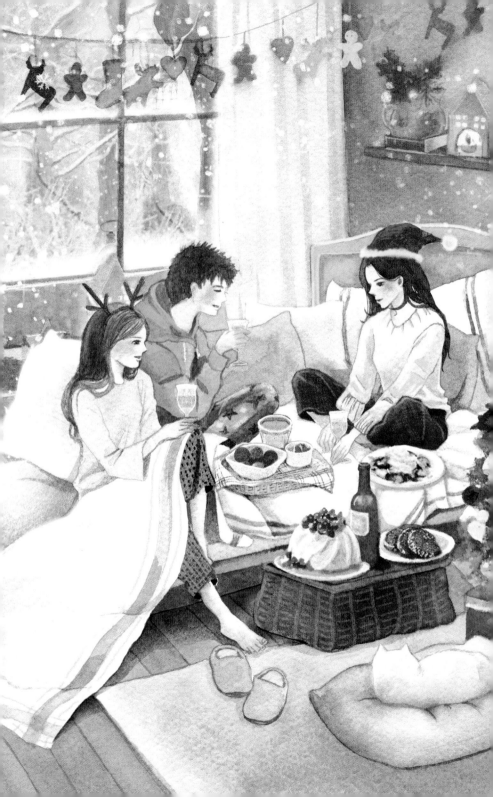

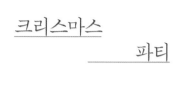

크리스마스
_____파티

Merry Christmas & Happy New Year!
사랑하는 사람들과 다정한 시간을 보내요.

새해맞이

조용히 밝아오는 한 해의 시작.
기쁘고 행복한 경험이 늘어나길 바라며.

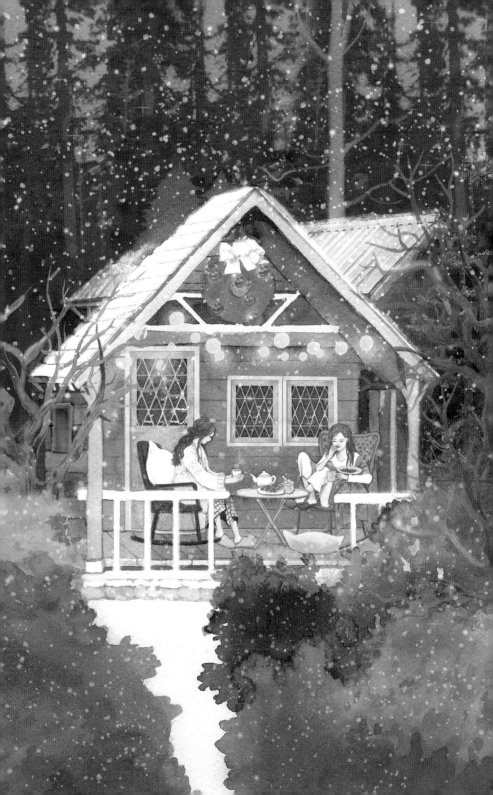

새
해

목
표

새해에는 한복을 입고
분위기 좋은 한옥 카페에 가보자.

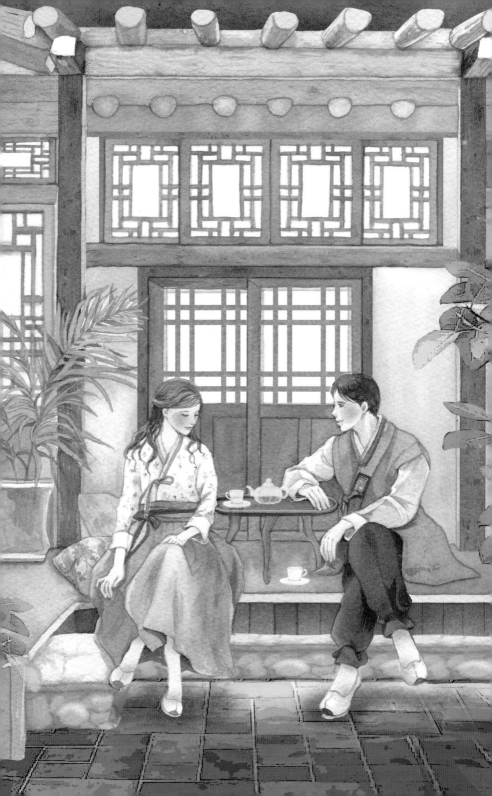

4

/

너와 함께한 빛나는 시절

소꿉친구

오래된 담장 아래에서 찍은
기억도 희미한 어릴 적의 사진 한 장
지금은 다들 무엇을 하고 있을까?

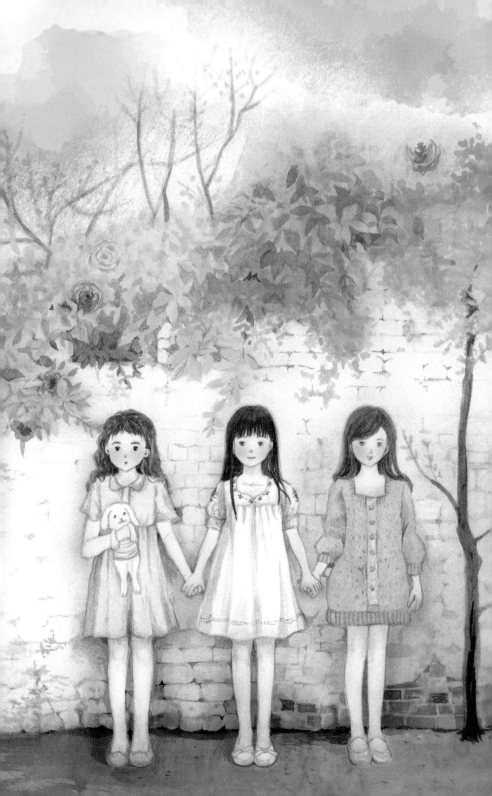

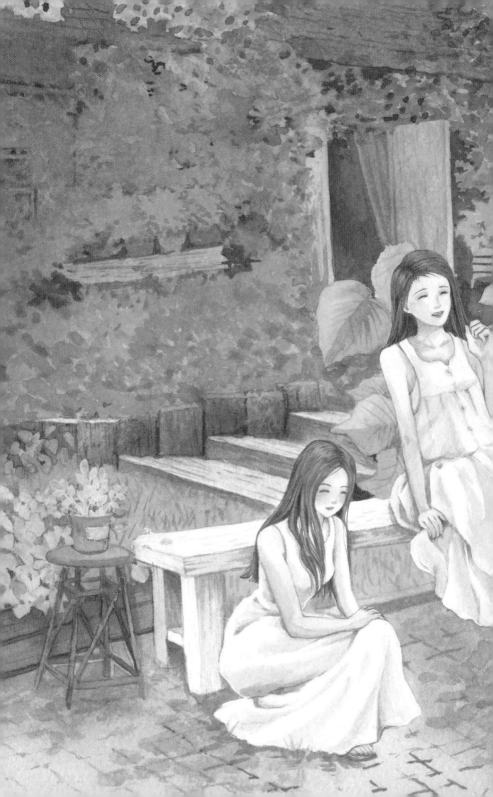

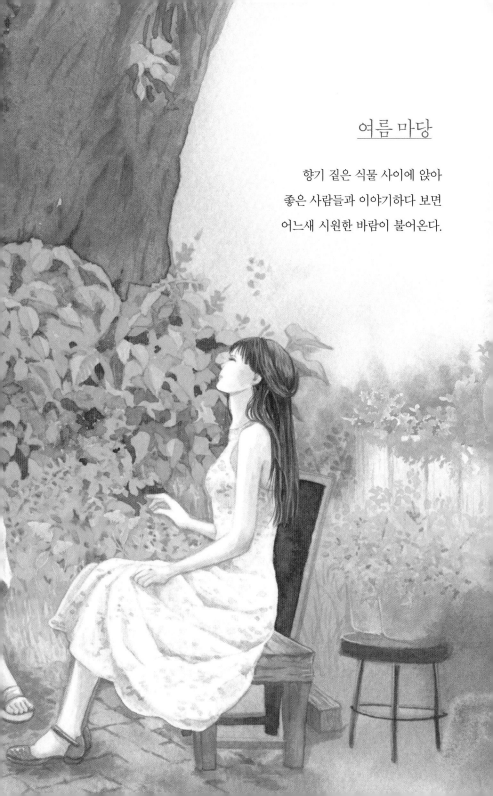

여름 마당

향기 짙은 식물 사이에 앉아
좋은 사람들과 이야기하다 보면
어느새 시원한 바람이 불어온다.

숲속의
비밀

아무도 모르는 우리들만의 장소.

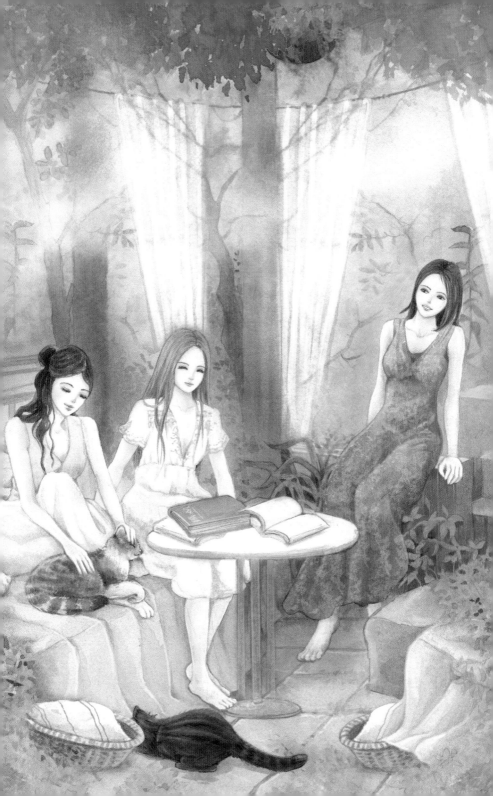

쌍둥이

우리는 누구보다 가까운 사이.
기쁜 일, 속상한 일 모두
내 일처럼 느껴져.

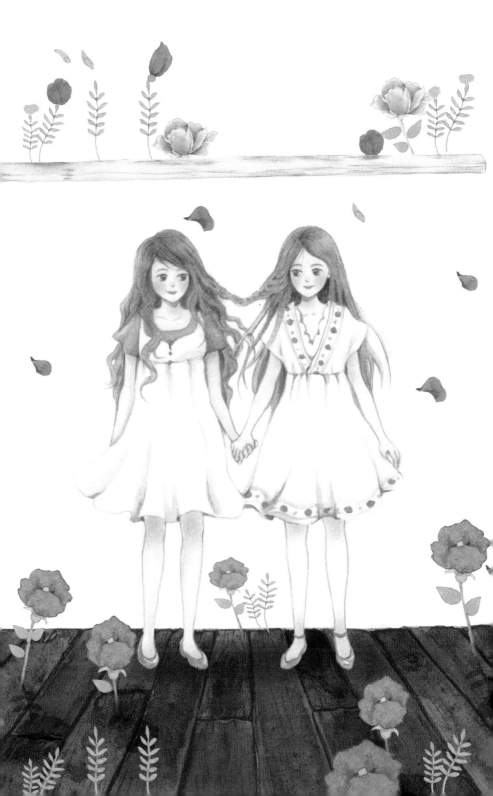

열매 줍기
1

햇볕 아래 루비처럼 빛나는 산딸기.

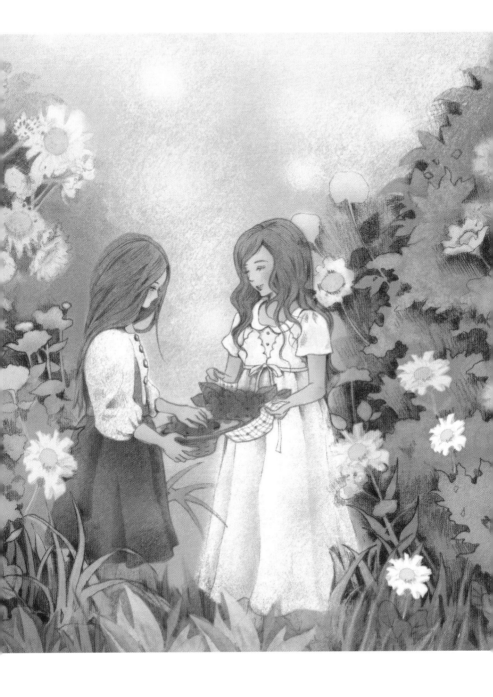

열매 줍기

2

태양의 뜨거움을 머금고 빛나는 과실.

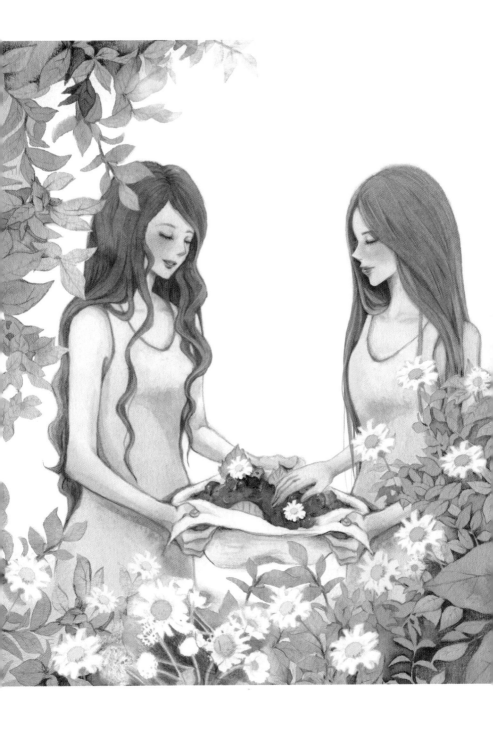

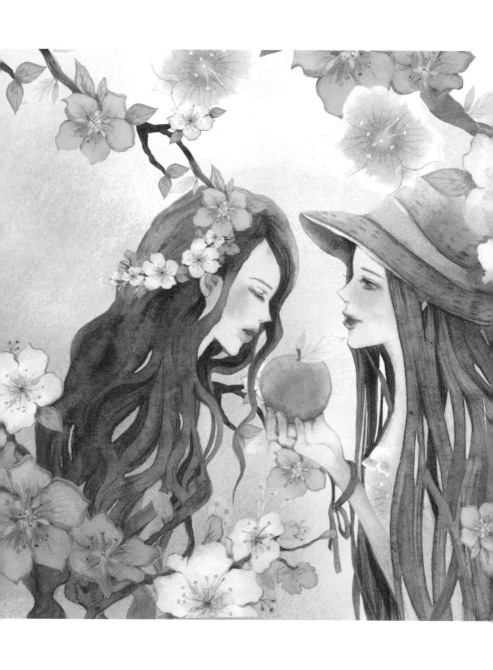

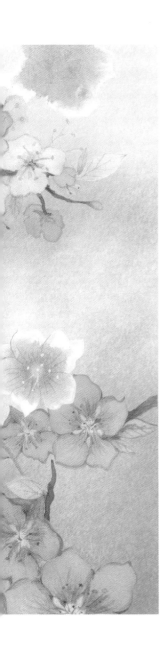

복숭아

꽃

복숭아꽃이 흐드러지게 핀 나무 아래서
황금빛 시절을 보내는 소녀들.

장미
꽃

활짝 핀 아름다운 꽃처럼.

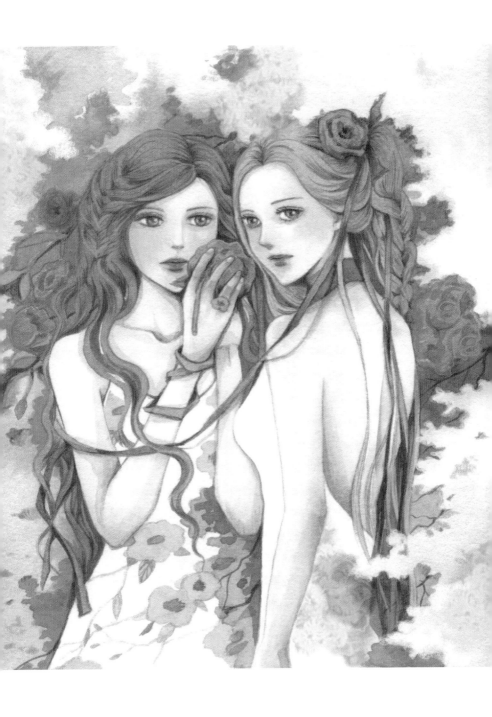

분홍 장미

눈 깜박할 사이 피었다 지는 꽃처럼
소녀의 시절은 너무나 금방 가버린다.

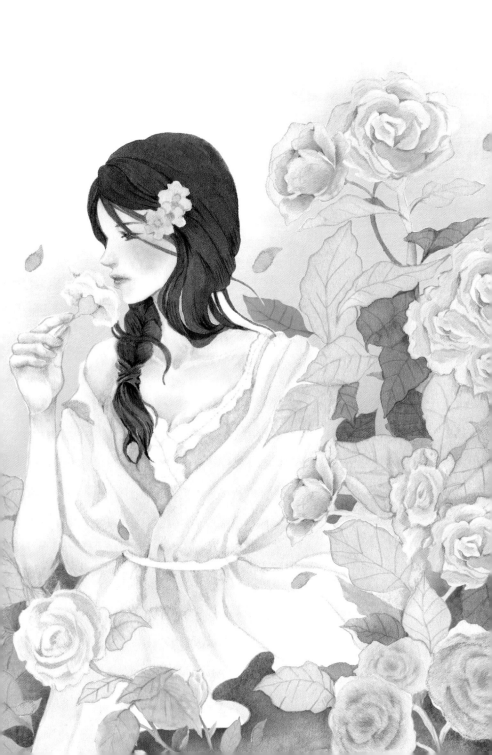

접
시
꽃

밝은 햇빛을 받아가며
키를 늘려 활짝 피어난 꽃.

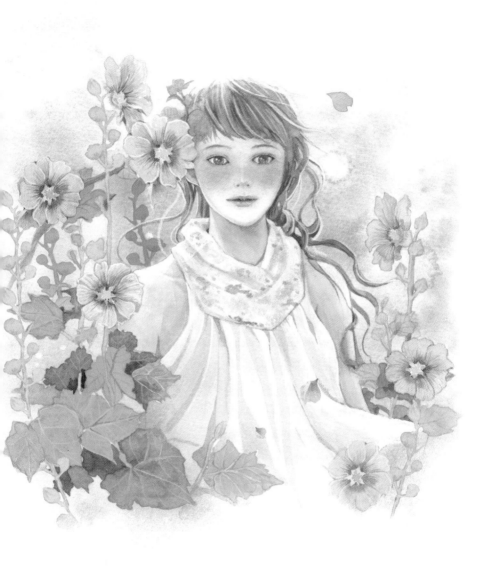

블루베리

톡톡 터지는 보라색 열매.

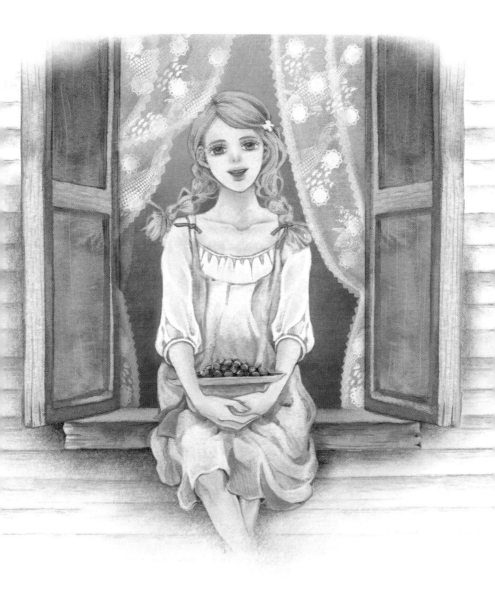

봄

설레는 계절의 너와 나.

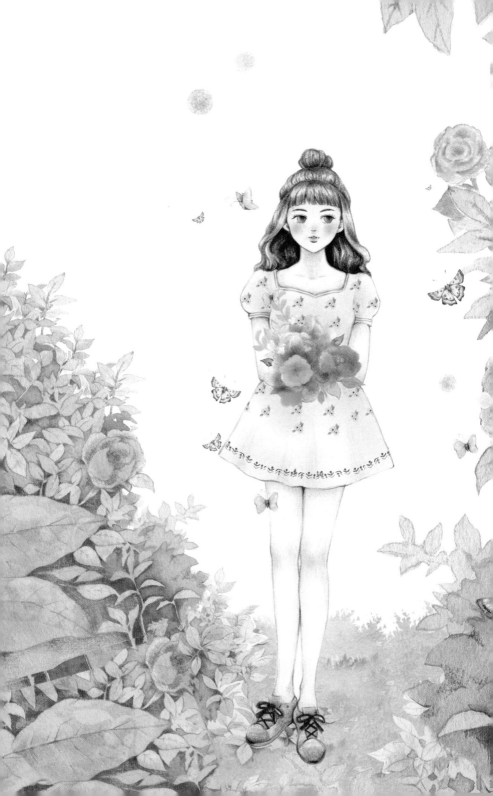

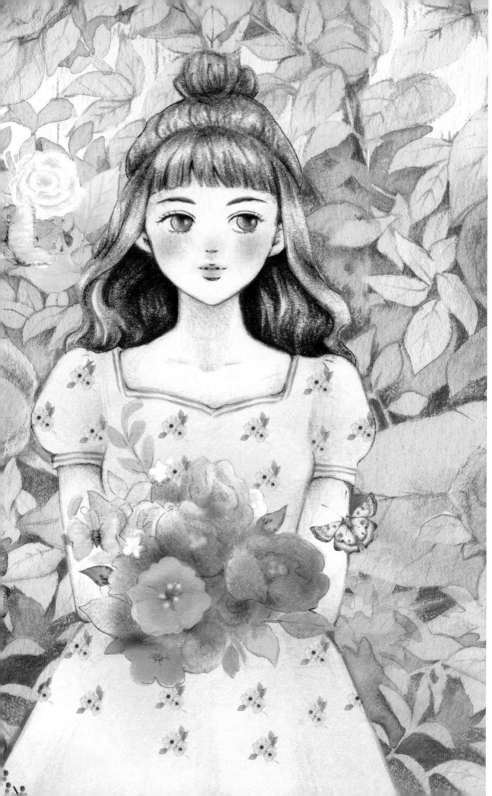

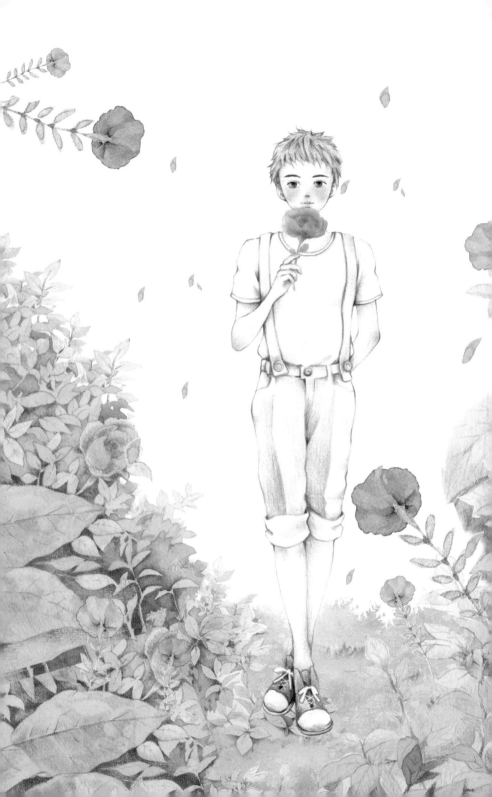

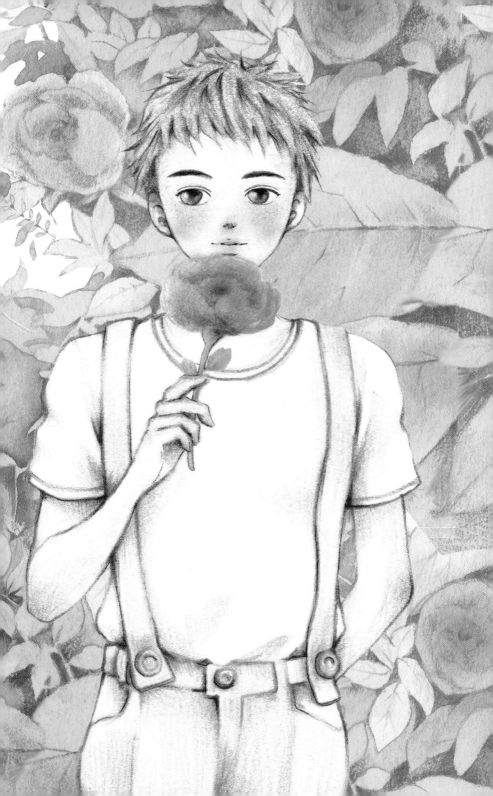

자전거
소풍

가을 냄새를 맡으며
흘러가는 아름다운 시간.

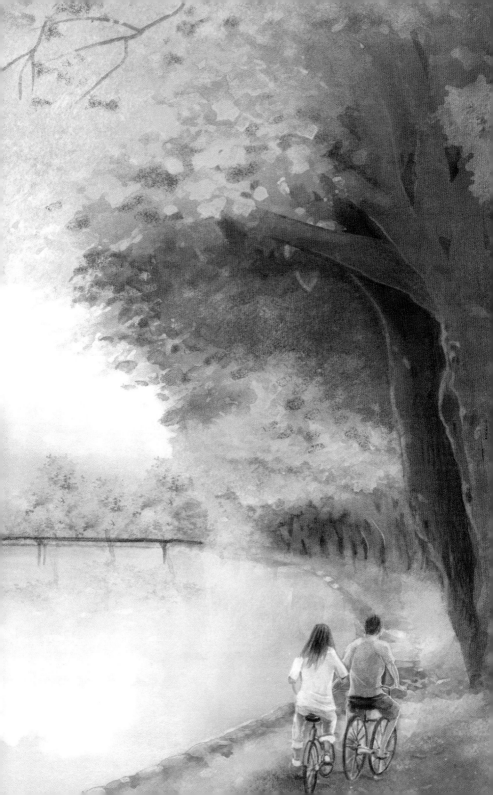

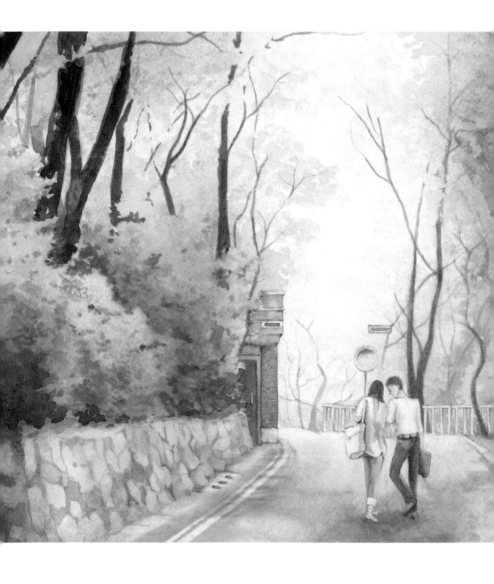

낯선 동네

지도를 보며 찾아간 낯선 동네.
완만해 보이던 언덕길,
오르고 나니
은근히 땀이 배어나왔다.

여름이 끝나고

한여름의 뜨거움도
가을이 데리고 온 빗줄기에
열정을 잃어간다.

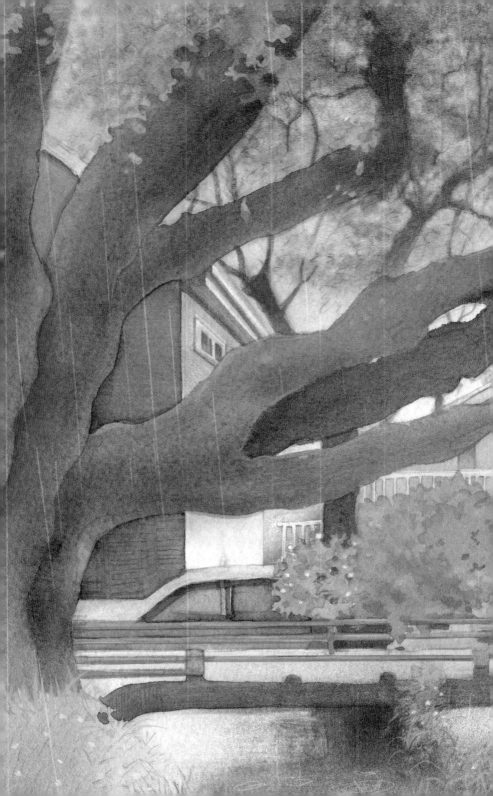

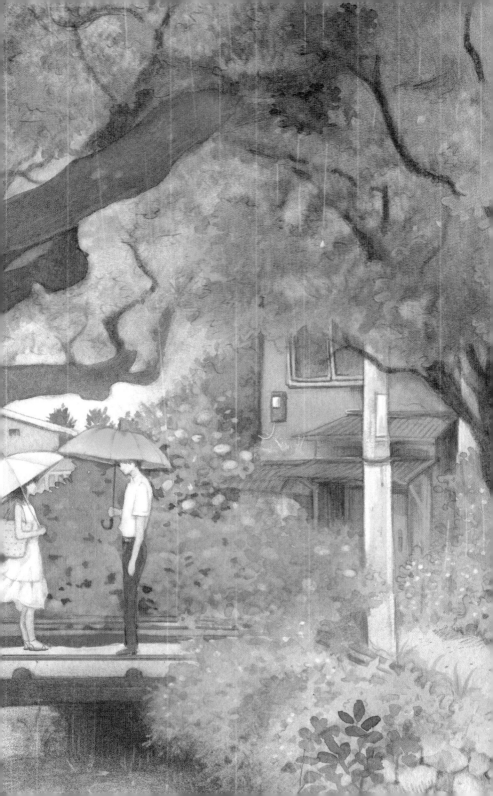

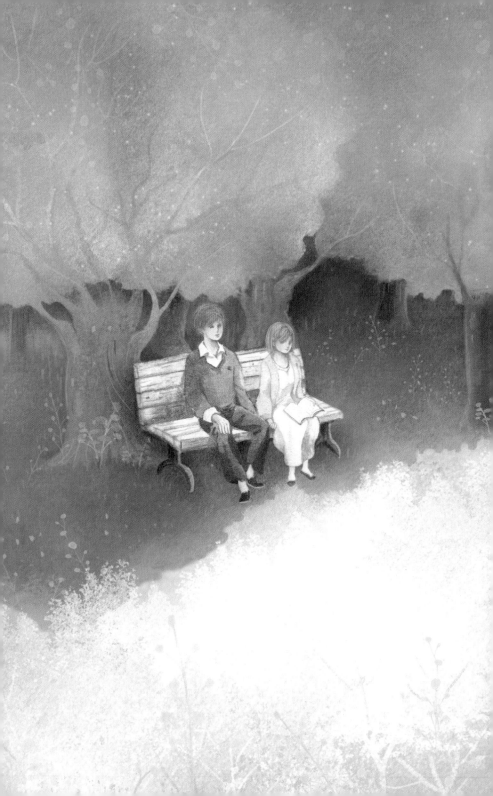

노부부의 산책

"내년 봄에도 둘이 이렇게
계절이 바뀌는 것을 보러 옵시다."
다정하고 잔잔한 약속.

5

/

작은 찻잔에 담긴 행복

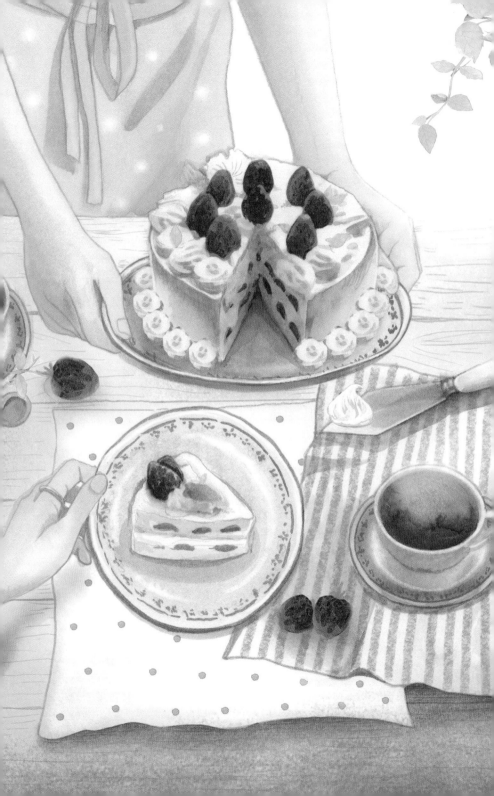

딸기
케이크

신선한 딸기로 만든 케이크 한 조각.
저절로 미소가 피어나는 시간.

봄을
담은
케이크

봄의 향기를 담은 케이크.

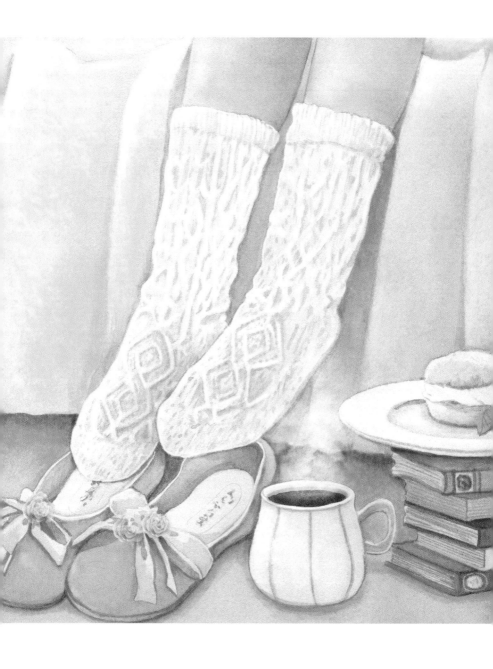

니트   양말

발끝으로 전해지는
보송한 감촉.
행복은 작은 일상을 쌓아나가는 것.

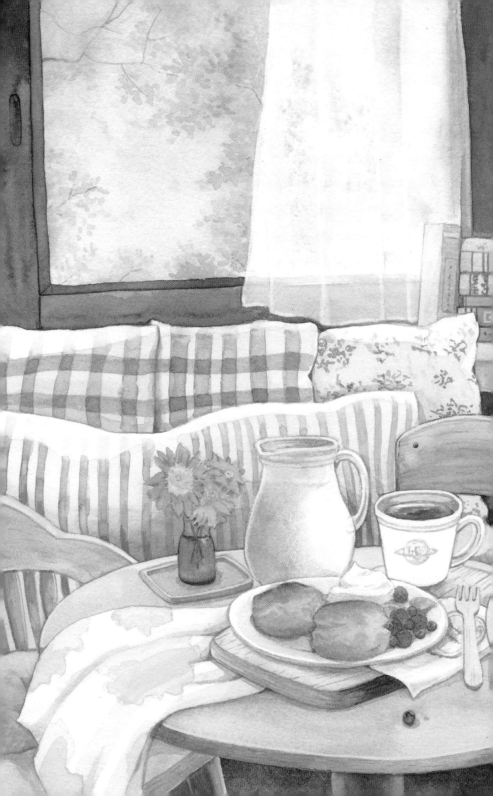

아침
시간

갓 구운 빵 냄새에 눈이 떠진
기분 좋은 하루.

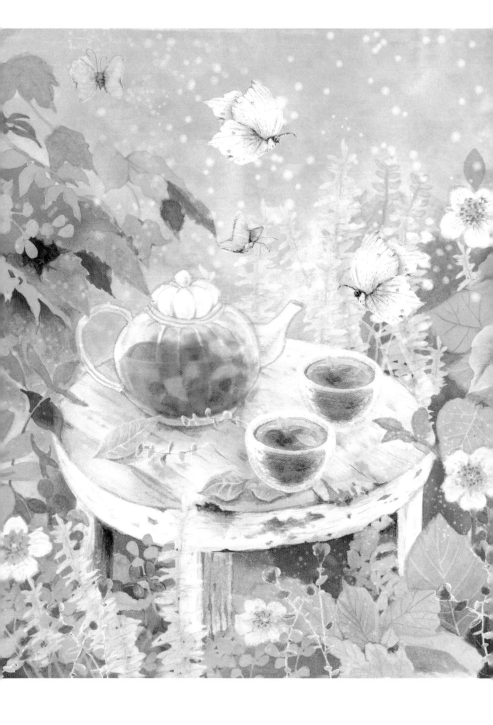

주말
아침

정신없던 한 주가 지나고 돌아온 토요일.
비타민이 가득한, 향이 좋은 차를 마시며
몸도 마음도 회복해야지.

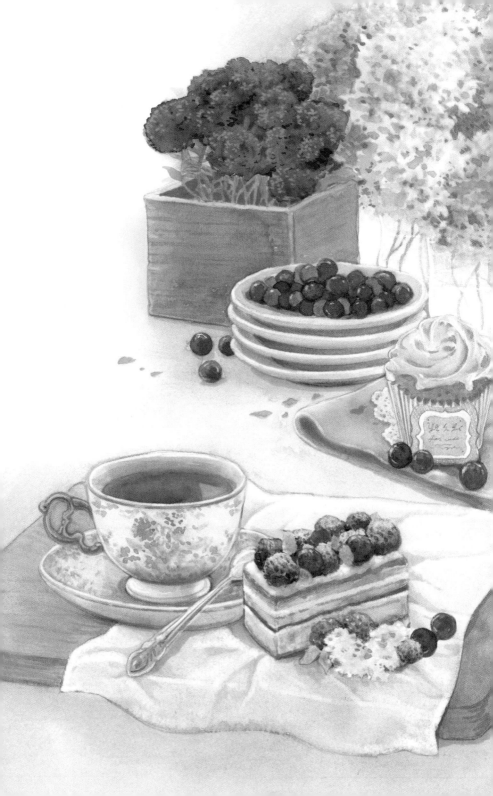

보랏빛
티타임

언제나 설레는 티타임.
예쁜 잔을 꺼내고 케이크를 곁들이면
잡념은 저 멀리 사라지고
행복이 피어오른다.

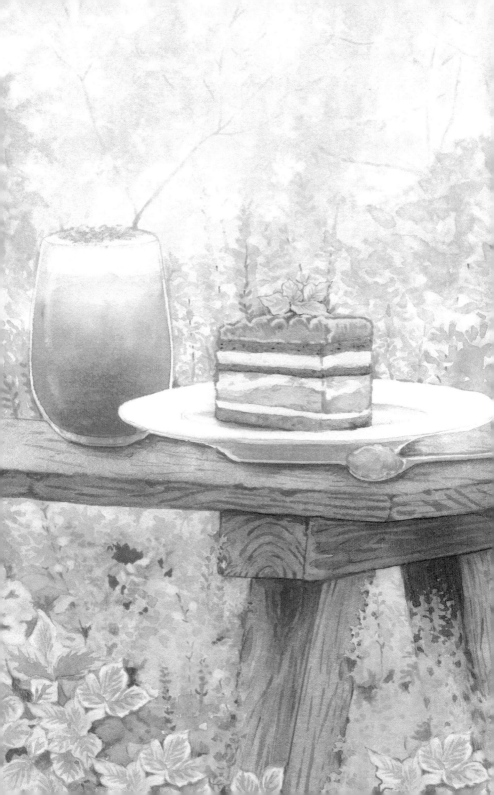

녹음 속에서

마시는

_____ 녹차

마음이 차분해지는 초록색.
쌉쌀함과 달콤함이 주는 휴식 시간.

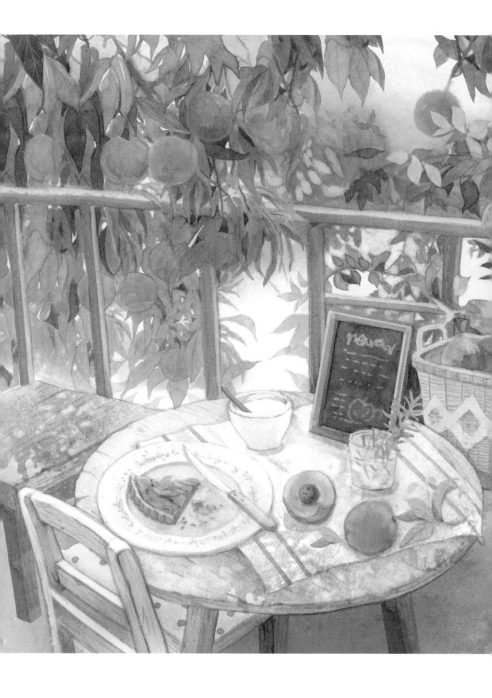

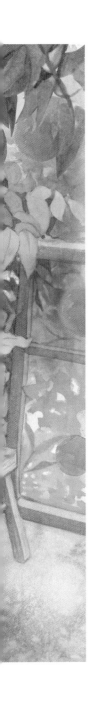

복숭아

한여름 태양의 열기가 농축된 보드라운 과일.
달고 향기로운 복숭아나무 그늘 아래서
여름이 지나가는 것을 구경한다.

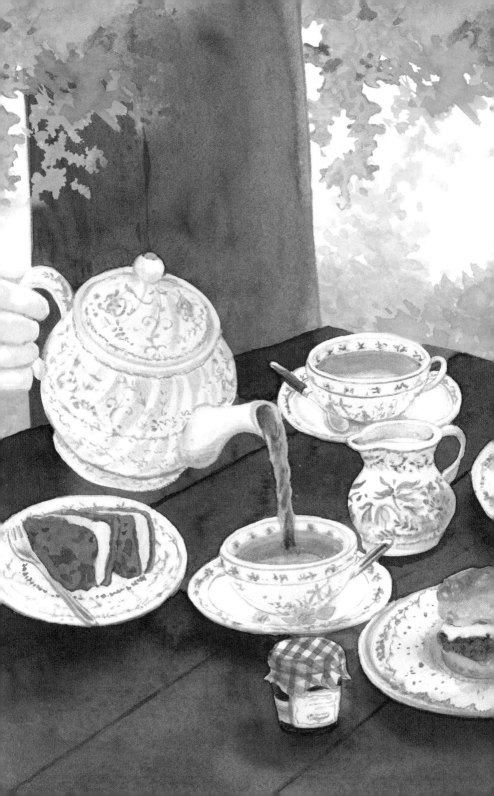

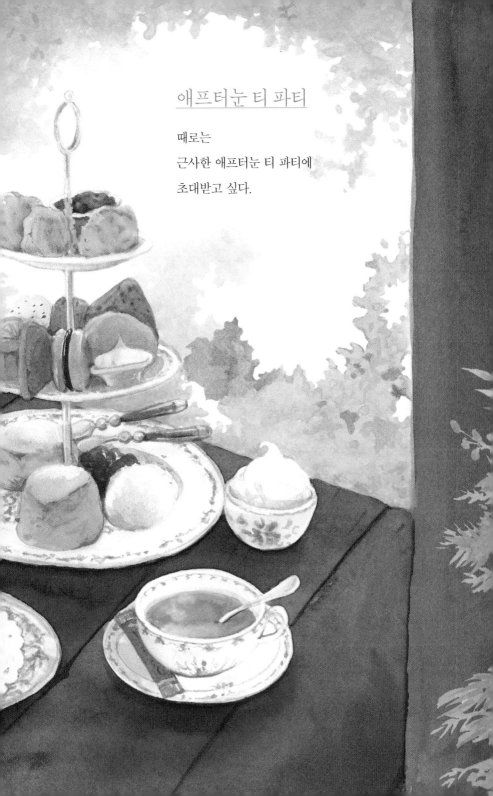

애프터눈 티 파티

때로는
근사한 애프터눈 티 파티에
초대받고 싶다.

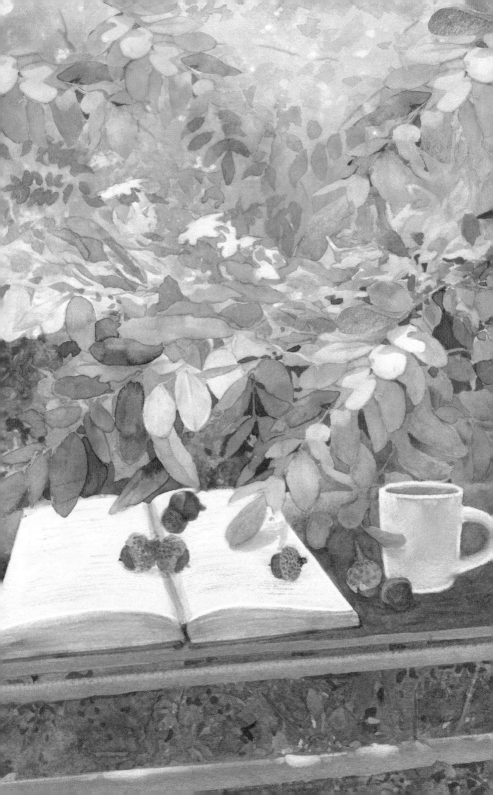

도토리가
익어가는
　　계절

햇볕을 먹고
부지런히 익어 떨어진
동그랗고 작은 열매들.

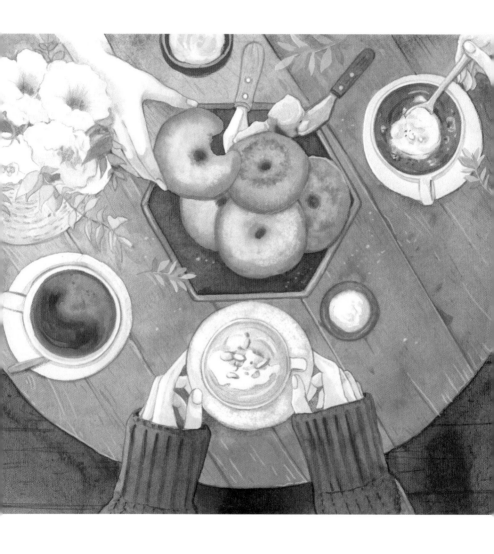

커피 모임

따듯한 커피 테이블 위로
오가는 다성한 대화들.
소소한 일상에도
행복이 느껴지는 순간이 있다.
작은 행복의 조각을 모으다 보면
특별한 것 없어도
꽤 행복해진다.

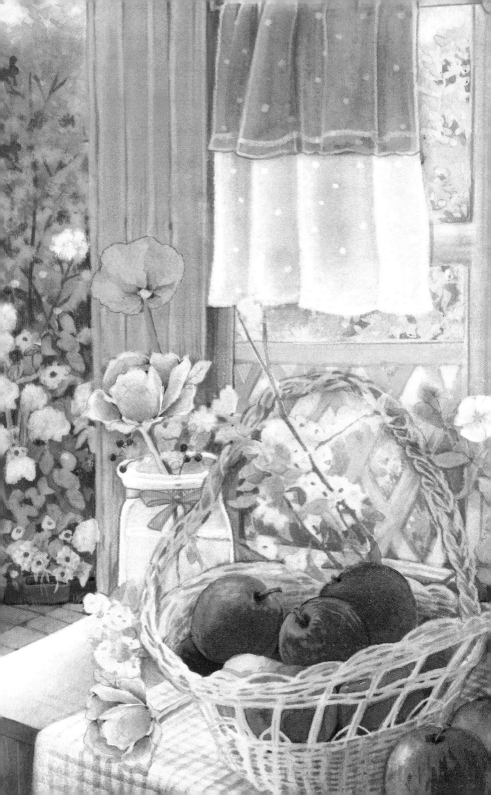

사과   바구니

빨갛게 잘 익은 사과를
바구니에 담아 창가에 두자.

6

동화 속으로 떠나는 여행

잠든 사이

　　　　펼쳐지는 세상

이 세상은 우리 생각보다
넓고 신비롭지.
미처 알아채지 못했을 뿐.

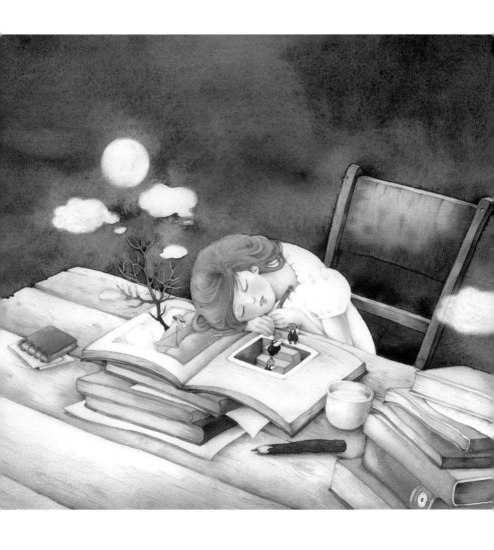

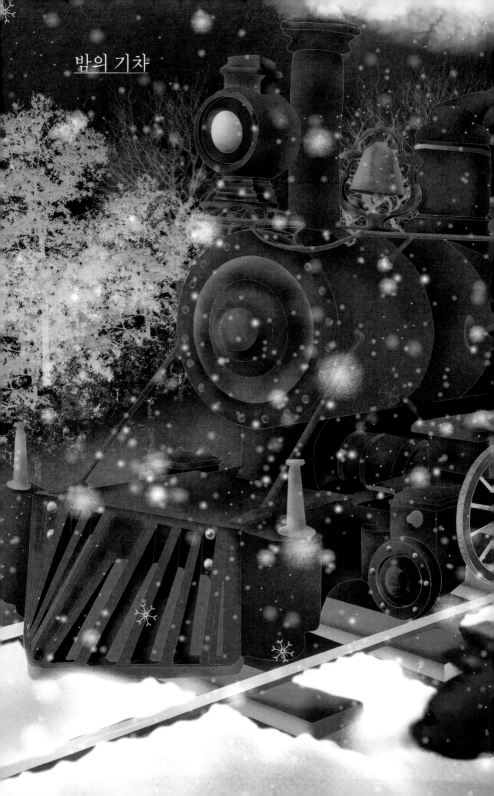

밤의 기차

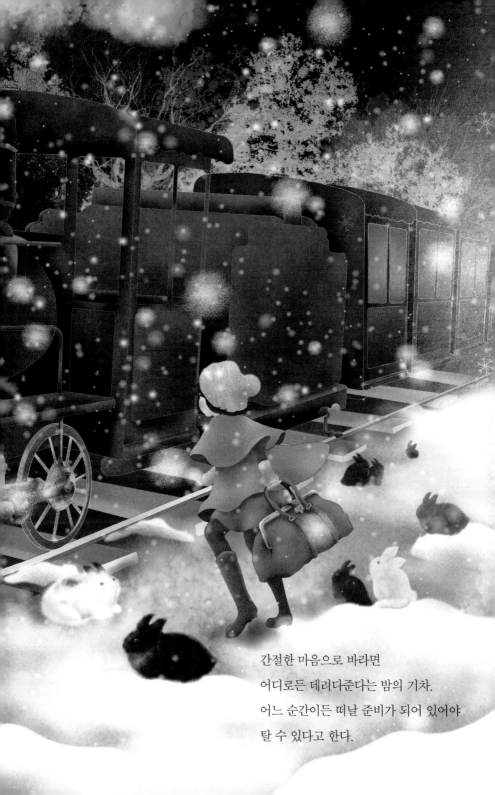

간절한 마음으로 바라면
어디로든 데려다준다는 밤의 기차.
어느 순간이든 떠날 준비가 되어 있어야
탈 수 있다고 한다.

이름
모를
여행지

이름 모를 강을 따라
과거로 돌아간 것 같았던
낯선 여행지.

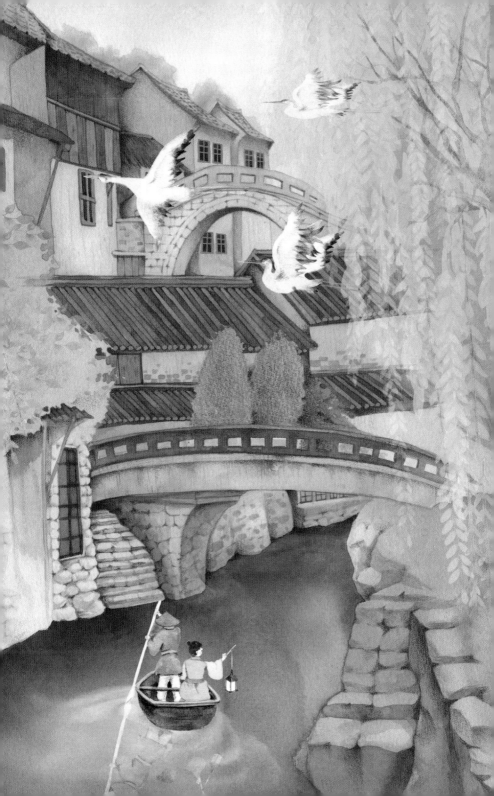

뱃길

물길을 따라 흘러가는 사이
어느새 온 세상은 황혼의 색으로 물들었다.

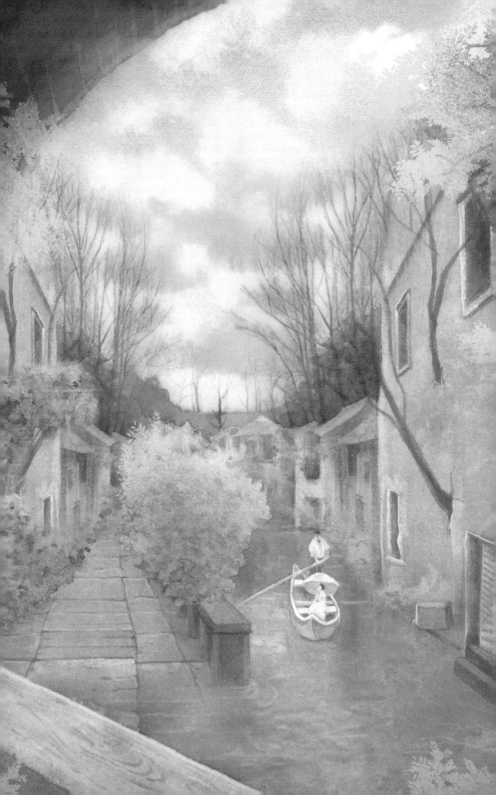

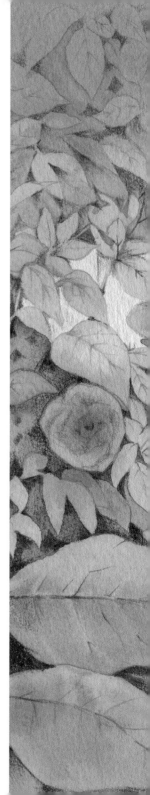

숨어 있는   집

무성히 자란 나뭇잎 틈새마다
조금씩 엿보이는 집.
비밀을 간직한 멋진 집.

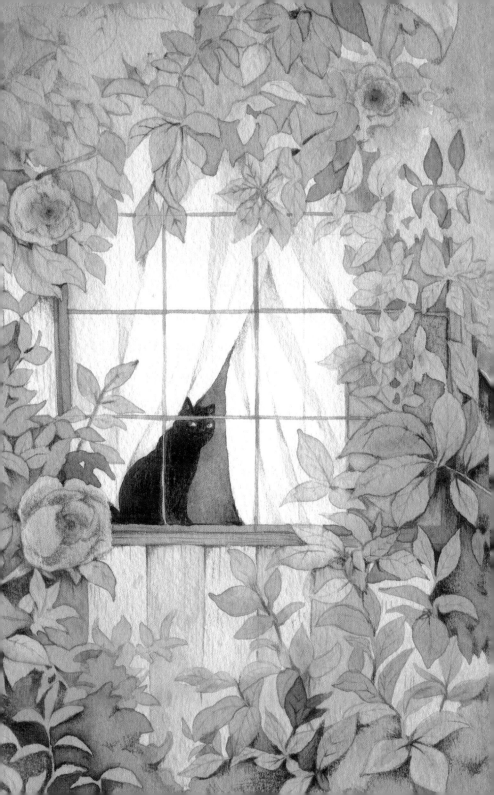

나만의
동굴

누구에게나 마음속 깊은 곳에
자신만의 장소가 있다.
평소에는 눈치채지 못하지만,
잠들지 못하는 어느 밤
입구가 슬며시 나타날 때가 있어.
두렵지만 설레는 그곳에는
어떤 것들이 숨겨져 있을까?

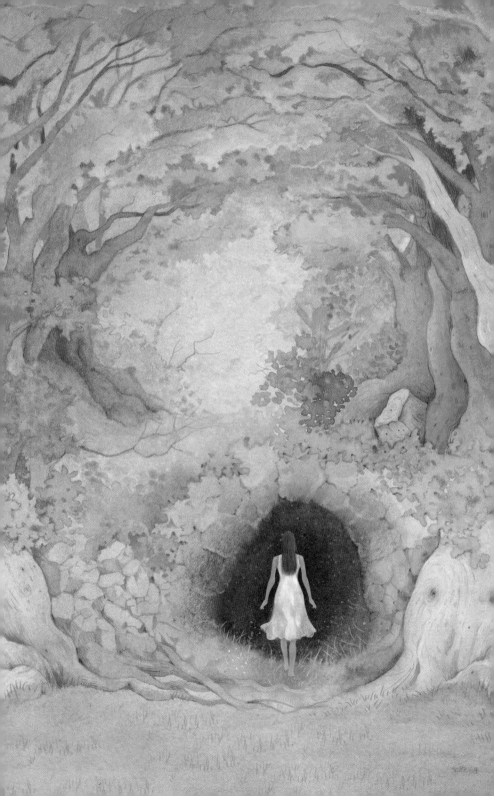

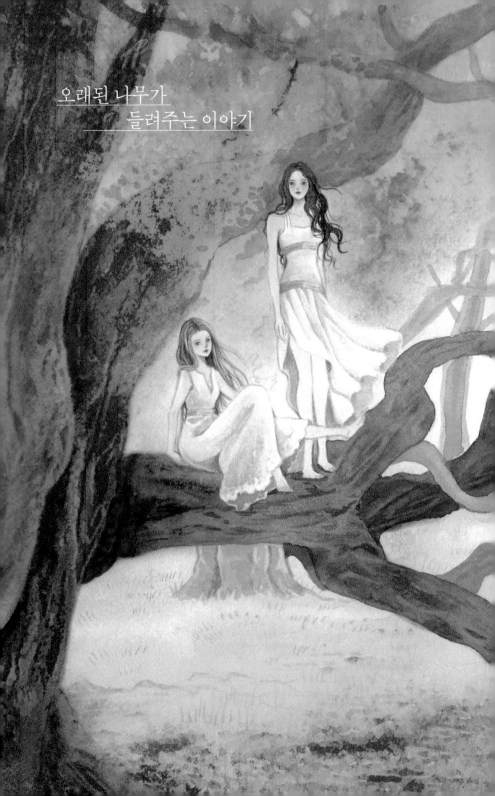

오래된 나무가
들려주는 이야기

위로가 필요할 땐 숲속에 들어가

아주 오래된 나무들이 들려주는 이야기에 귀 기울여봐.

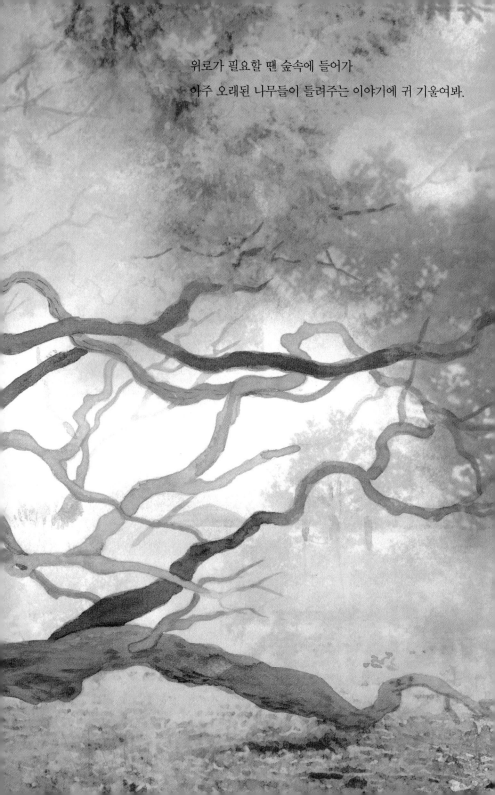

책

_____ 속으로

고된 현실을 뒤로하고
어떤 꿈이든 꿀 수 있는 곳으로.

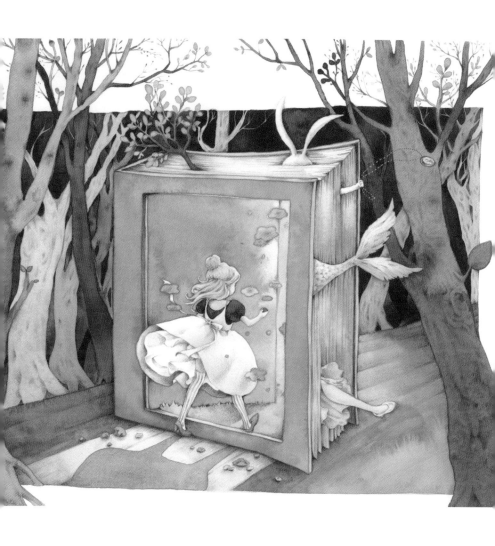

특별한　　　　친구들

슬퍼하지 마, 우리가 친구가 되어줄게.

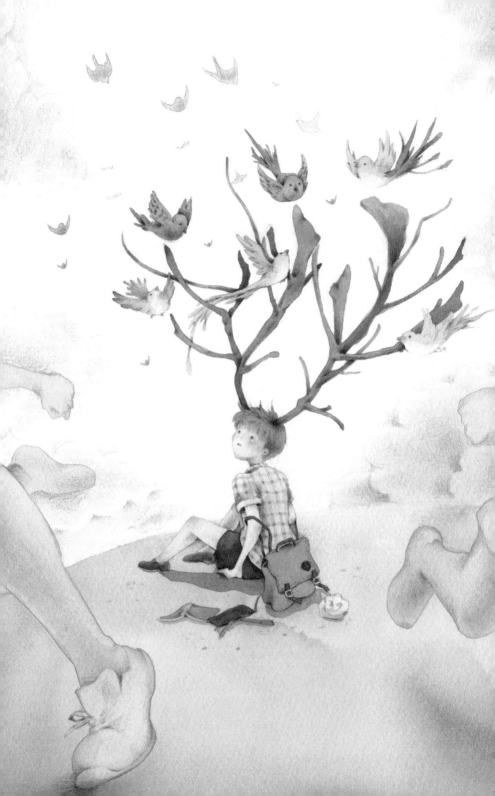

오리의

방문

꽥꽥!

솜털이 보송한 귀여운 손님들의 방문.

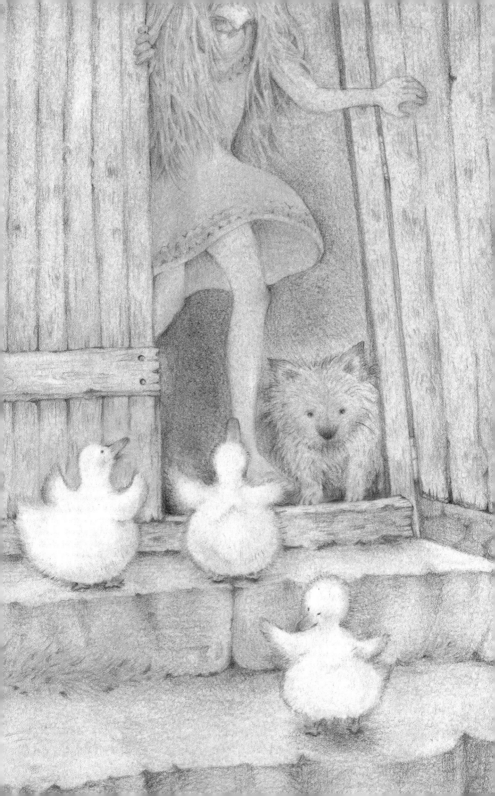

빨간 망토와
늑대

세상에 알려진 이야기가
꼭 사실인 것은 아니다.

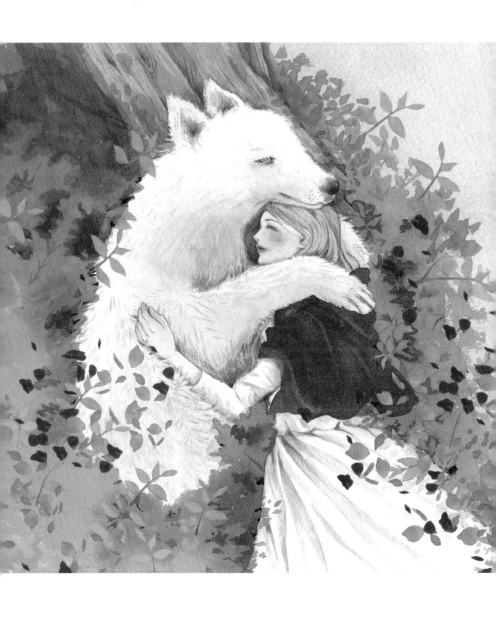

나무
입구

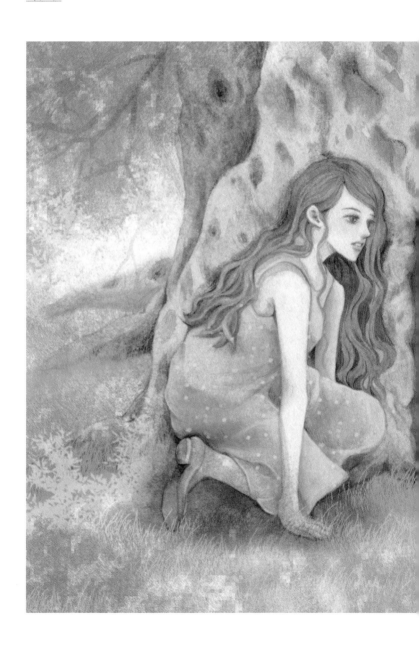

이 작은 문 너머에 무엇이 있을까?

누가 살고 있을까?

어디로 이어지는 걸까?

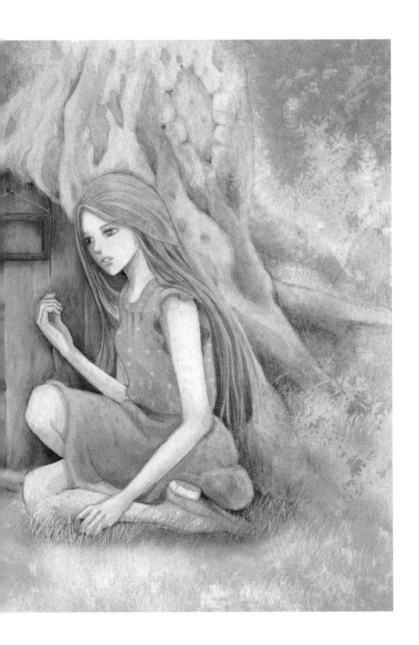

늑대의　　숲

눈 쌓이는 소리가 들려오는
겨울 숲에는
마녀가 산책을 하고 있지 않을까?

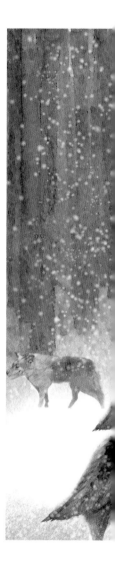

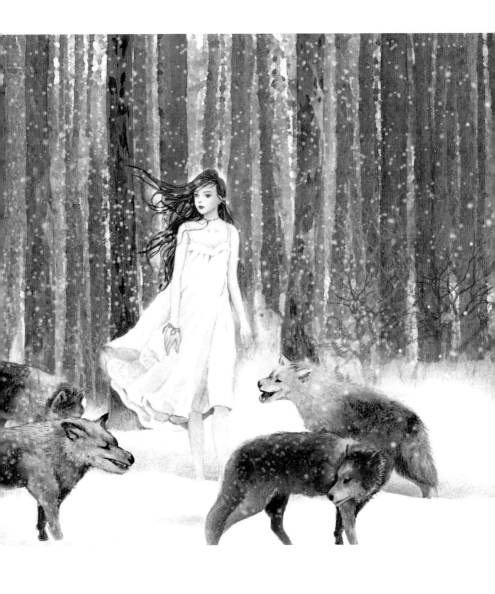

잠자는
_____숲속의 미녀

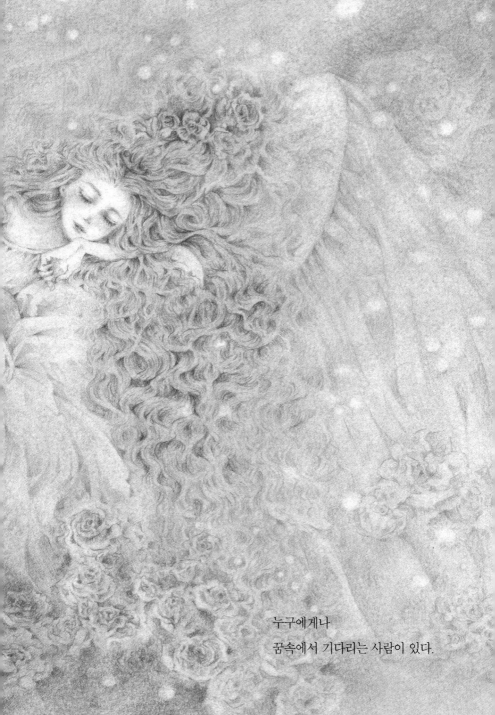

누구에게나
꿈속에서 기다리는 사람이 있다.

백조의 호수

1

겨울마다 전해져오는
백조가 된 공주의 이야기.

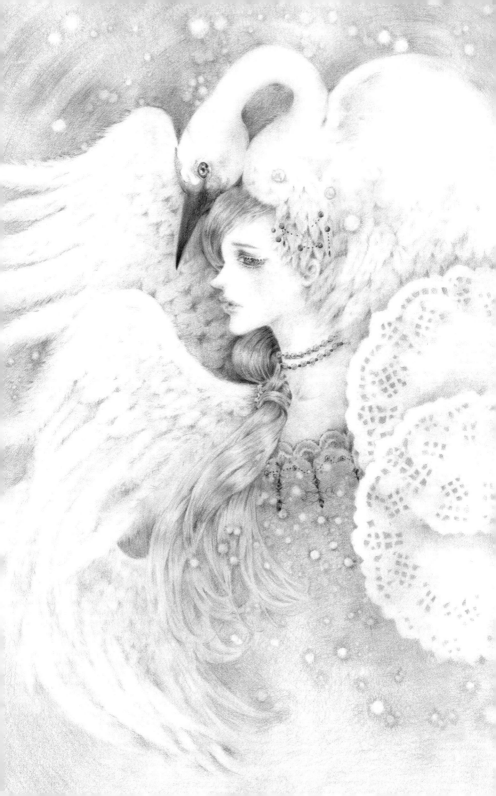

백조의 호수

2

백조를 닮은 흑조의 이야기,
또 다른 백조의 이야기.

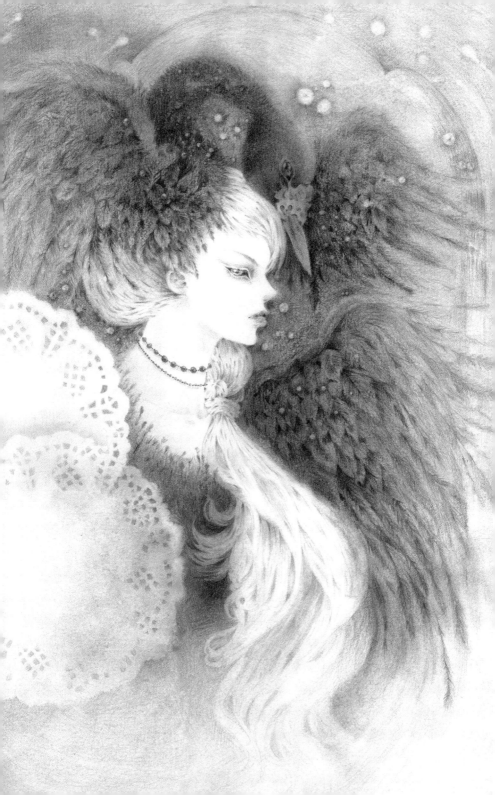

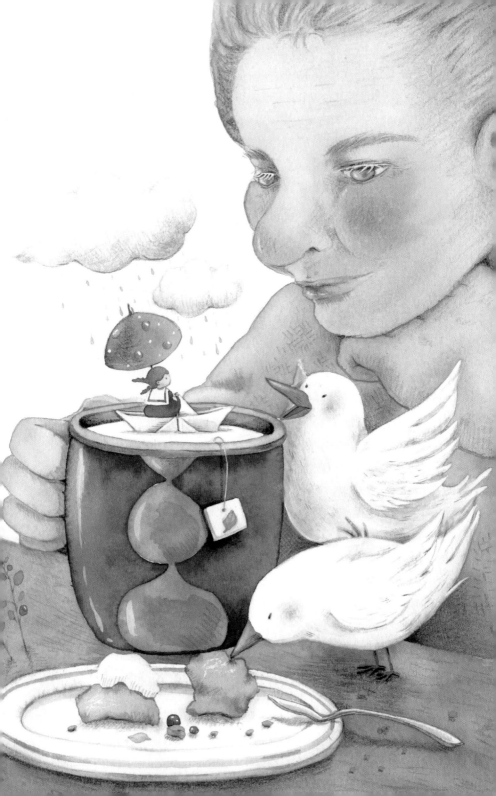

할머니와

엄지 소녀

할머니의 마음은 늙지 않아서
아주 작은 엄지 공주를 볼 수 있었다고 한다.

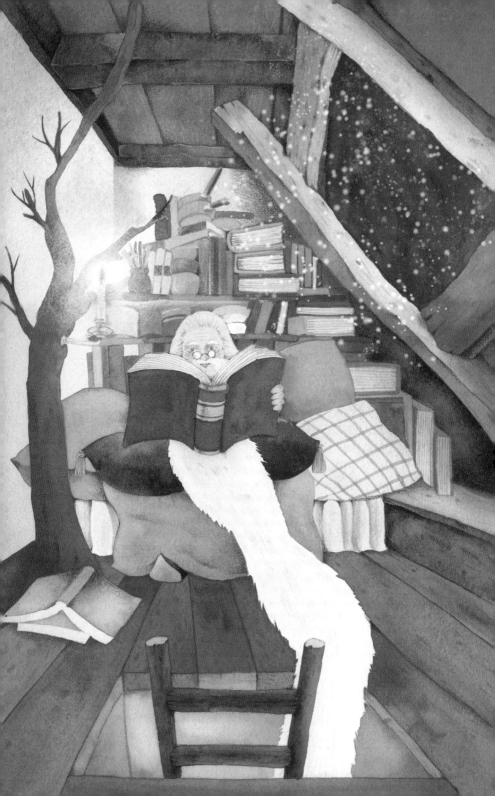

할아버지의

긴
수염 1

오래된 다락방에는
긴 수염을 늘어뜨린 할아버지가
가끔 들렀다 간다.

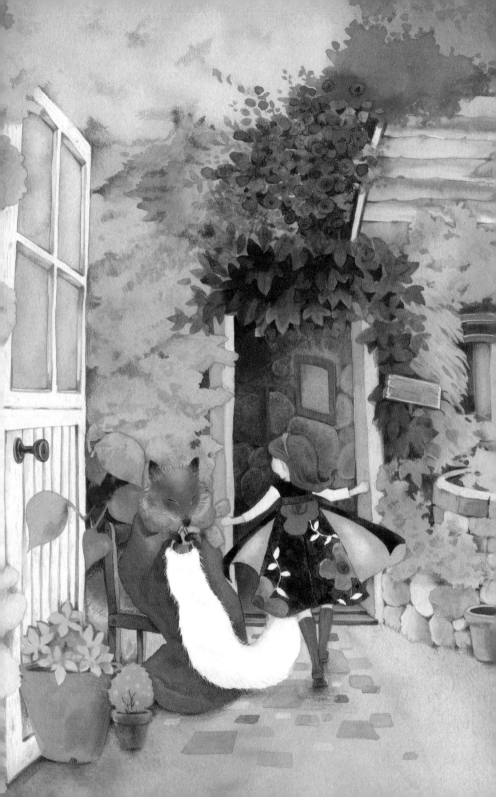

할아버지의

긴
수염 2

할아버지의 수염으로 뜨개질하는 여우가
싫증 날 때까지
할아버지가 들려주는
재미있는 이야기를 들을 수 있다.

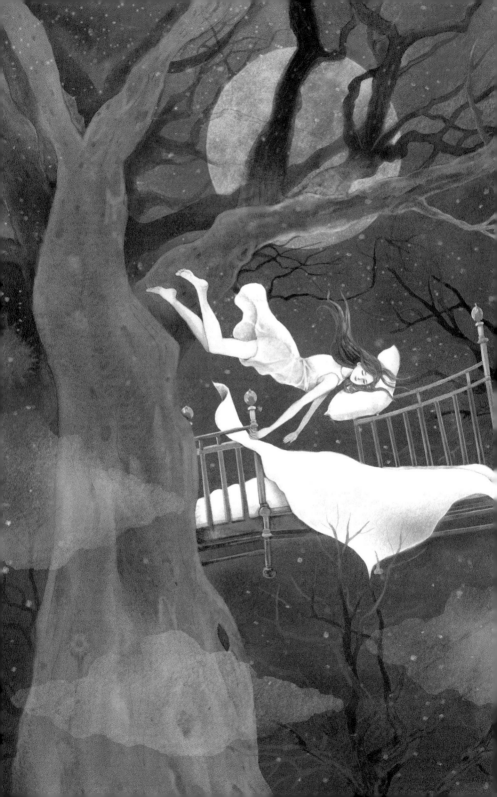

꿀

같은

잠

오늘 하루 겹겹이 감싸고 있던
가식, 피곤, 허영 전부 벗어던지고
지금은 그저 달콤한 꿈속에서…….

달밤의
꿈

노인의 손수레에 실린 짐이
삶의 고단함이 아니라
행복으로 향하는
희망이 되길 바라는 밤.

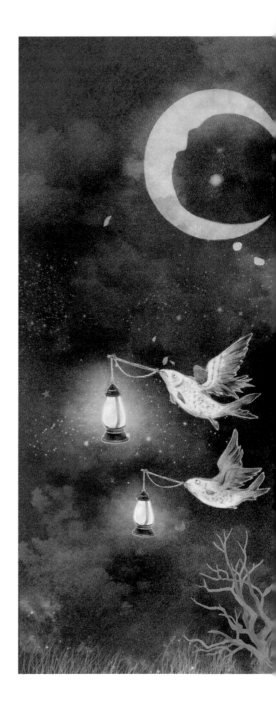

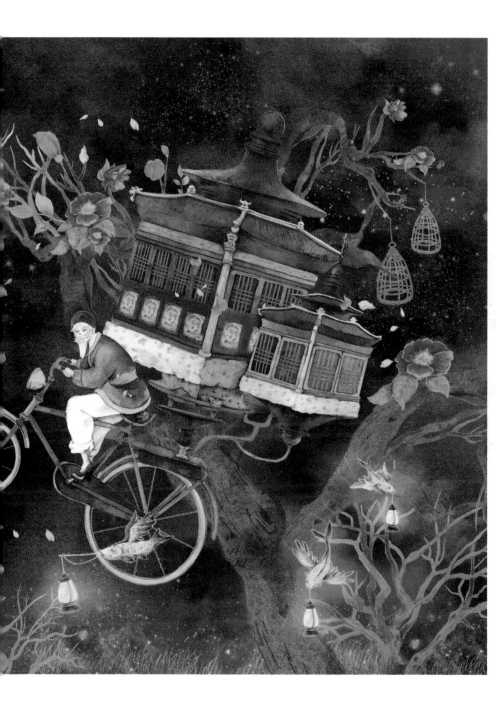

7

시
읽는
시
간

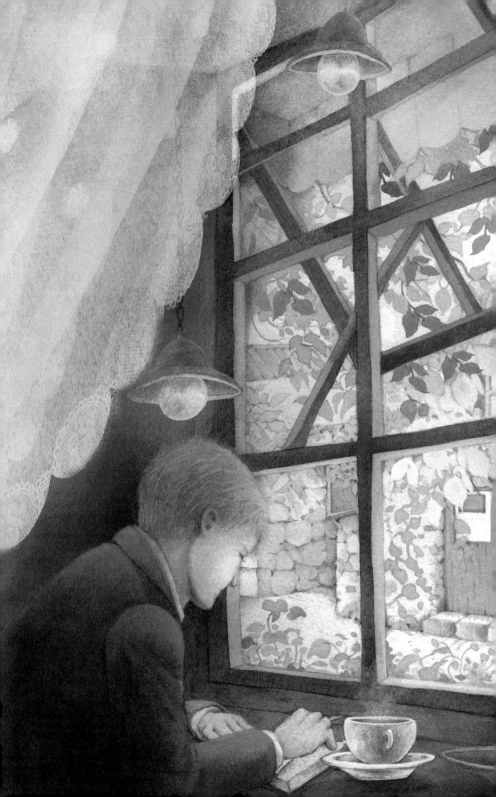

그리운   시인

향이 좋은 커피와 함께
한 장 한 장,
그리운 시인의 시를 읽는다.

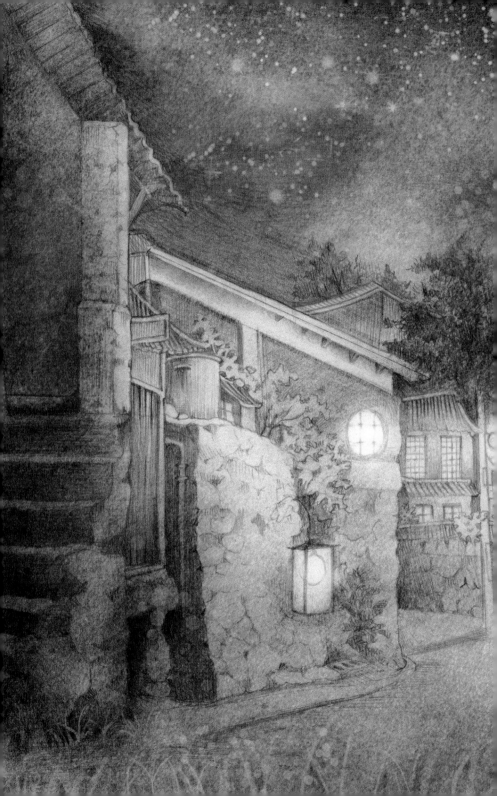

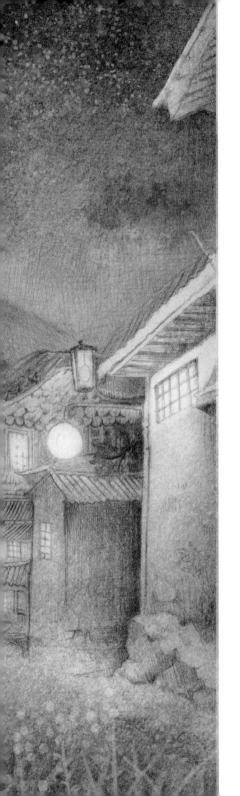

간판 없는
거리

모퉁이마다
자애로운 가스등에
불을 켜놓고
손목을 잡으면
다들, 어진 사람들
다들, 어진 사람들.

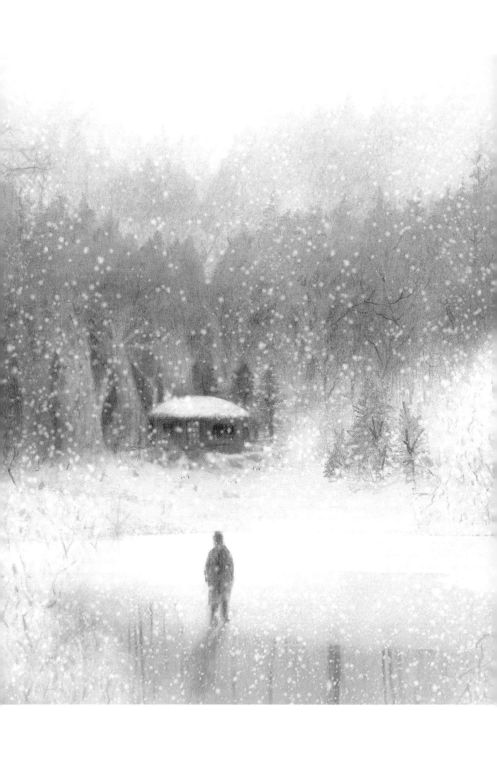

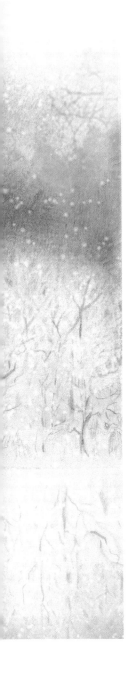

눈
오는 지도

눈이 녹으면 남은 발자욱 자리마다 꽃이
피리니 꽃 사이로 발자욱을 찾아 나서면
일년 열두달 하냥 내 마음에는 눈이 내리리라.

자화상

우물 속에는 달이 밝고
구름이 흐르고
하늘이 펼치고
파아란 바람이 불고
가을이 있고
추억처럼 사나이가 있습니다.

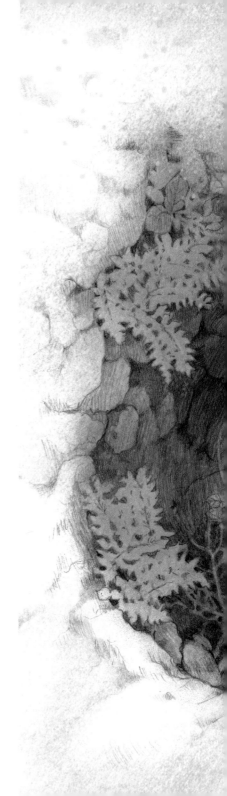

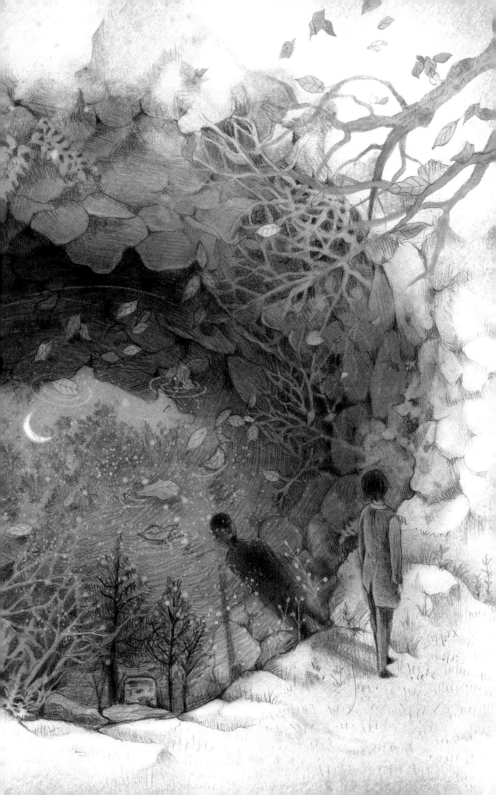

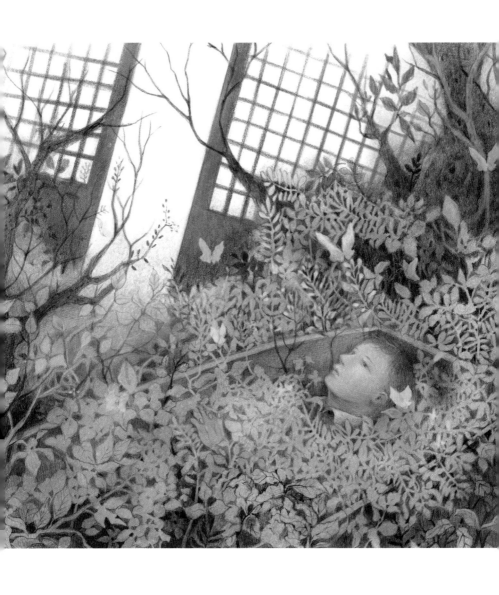

돌아와

보는 방

세상으로부터 돌아오듯이
이제 내 좁은 방에 돌아와 불을 끄옵니다.
불을 켜 두는 것은 너무나 괴로운 일이옵니다.

지나Jina

어릴 때부터 현실 속에 나만의 상상을 끼워 넣는 것을 좋아했습니다. 자연이 주는 아름다운 색감에 설레기도 하고, 향수를 불러일으키는 것들에 영감을 받기도 합니다. 그림을 그릴 때는 손에 닿는 종이의 질감과 따뜻한 느낌이 좋아 오래도록 수작업을 해오고 있습니다.

인스타그램 https://instagram.com/sizhanagi
그라폴리오 https://www.grafolio.com/sizhana
블로그 https://blog.naver.com/sizhana

너에게 달콤한 휴식이 되어줄게

ⓒ 지나, 2019

초판 1쇄 2019년 1월 2일 찍음
초판 1쇄 2019년 1월 15일 펴냄

지은이 | 지나Jina
펴낸이 | 이태준

기획·편집 | 박상문, 김소현, 박효주, 김환표
디자인 | 최원영
관리 | 최수향
인쇄·제본 | 대정인쇄공사

펴낸곳 | 북카라반
출판등록 | 제17-332호 2002년 10월 18일

주소 | (04037) 서울시 마포구 양화로 7길 4(서교동) 삼양E&R빌딩 2층
전화 | 02-325-6364
팩스 | 02-474-1413

www.inmul.co.kr | cntbooks@gmail.com

ISBN 979-11-6005-059-2 03810
값 14,000원

이 도서의 국립중앙도서관 출판시도서목록(CIP)은 서지정보유통지원시스템 홈페이지(http://seoji.nl.go.kr)와 국가자료공동목록시스템(http://www.nl.go.kr/kolisnet)에서 이용하실 수 있습니다. (CIP제어번호: CIP2018042862)